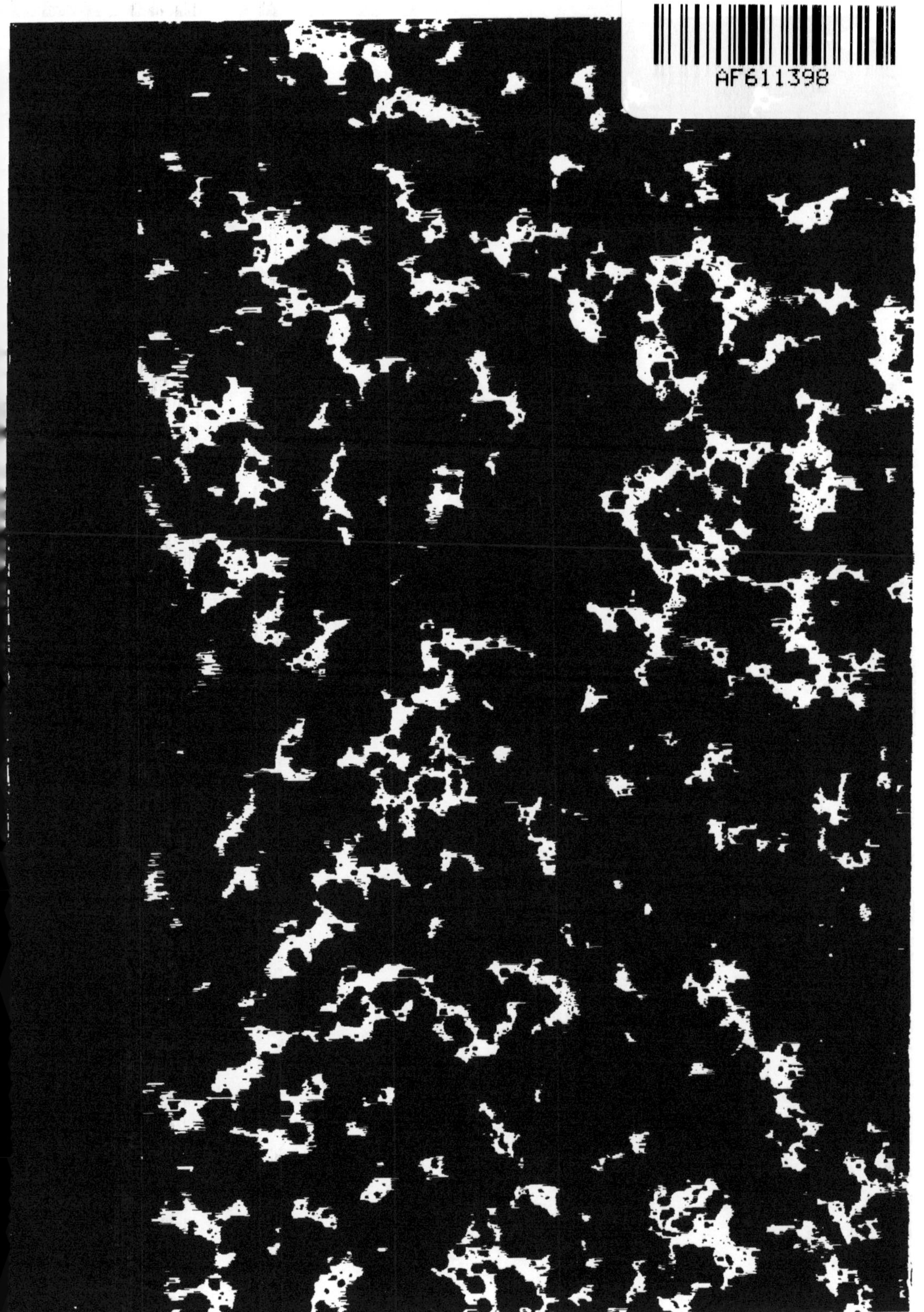

PREMIER EXTRAIT

DE L'OUVRAGE ARABE D'IBN ABY OSSAÏBI'AH

SUR

L'HISTOIRE DES MÉDECINS.

TRADUCTION FRANÇAISE, ACCOMPAGNÉE DE NOTES.

EXTRAIT N° 3 DE L'ANNÉE 1854

DU JOURNAL ASIATIQUE.

PREMIER EXTRAIT

DE L'OUVRAGE ARABE D'IBN ABY OSSAÏBI'AH

SUR

L'HISTOIRE DES MÉDECINS.

TRADUCTION FRANÇAISE, ACCOMPAGNÉE DE NOTES,

PAR LE Dr B. R. SANGUINETTI.

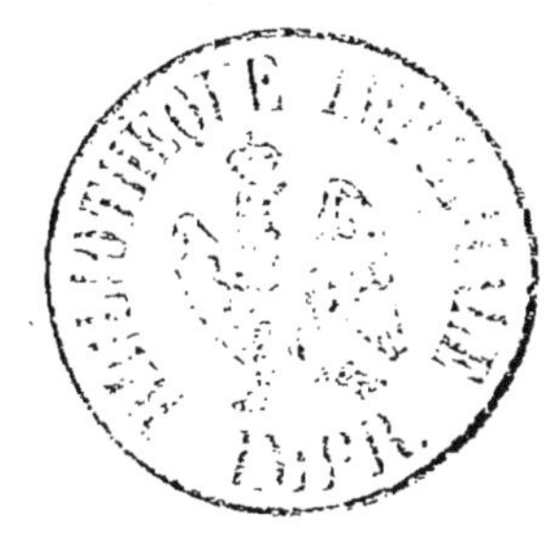

PARIS.

IMPRIMERIE IMPÉRIALE.

M DCCC LIV.

PREMIER EXTRAIT

DE L'OUVRAGE ARABE D'IBN ABY OSSAÏBI'AH

SUR

L'HISTOIRE DES MÉDECINS.

TRADUCTION FRANÇAISE, ACCOMPAGNÉE DE NOTES.

AVERTISSEMENT.

Le but que j'ai en vue, dans le présent travail, c'est de contribuer, pour ma part, à faire connaître un ouvrage dont la publication complète rendrait beaucoup de services à tous ceux qui s'occupent de l'histoire des sciences en général, et particulièrement à ceux qui étudient l'histoire de la médecine et de la philosophie. Le fragment qui va suivre se compose de la préface de l'auteur arabe, puis du premier chapitre de l'ouvrage, qui traite de l'origine de la médecine. Dans son introduction, Ibn Aby Ossaïbi'ah développe les motifs qui l'ont déterminé à écrire son livre, il en indique ensuite le plan, et en mentionne le contenu. Je pourrai donc me dispenser d'insister ici sur ces différents points. La manière avec laquelle l'auteur traite le sujet difficile et épineux de l'origine de la médecine me semble plus complète que celle des auteurs qui l'ont précédé ; je dirais presque, plus satisfaisante, eu égard surtout aux opinions raisonnables d'Ibn Aby Ossaïbi'ah, et à l'espèce d'éclectisme, assez bien entendu, suivant moi, dont il fait preuve, lorsqu'il arrive à exprimer son propre avis, après avoir toutefois rapporté un grand nombre d'opinions différentes ou opposées. Au reste, ce qu'il m'importe le plus de constater, c'est que, dans les citations diverses que l'auteur fait d'anciens ouvrages, il arrive que, dès le commencement de son œuvre, il nous fait connaître des passages de livres qui sont perdus pour nous, et qui pourront, peut-être, quelquefois servir à mettre sur leur trace. Il faut convenir que c'est déjà quelque chose, et on en verra plus loin des exemples.

J'ai eu sur mon bureau, pour exécuter ce travail, trois manuscrits d'Ibn Aby Ossaïbi'ah, appartenant à la Bibliothèque impériale, dont un n'est qu'un abrégé de l'ouvrage entier. Je les ferai connaître en peu de mots; ce sont :

1° Le n° 674 du Supplément arabe, mis en ordre par M. Reinaud, manuscrit in-4°, de 150 feuillets, mais incomplet et ne contenant que les huit premiers chapitres. Il est assez bon, renferme çà et là des gloses marginales qui ont parfois de l'intérêt, et il est, à mon avis, le meilleur de tous les manuscrits de cet ouvrage que possède la Bibliothèque impériale. C'est celui qui m'a particulièrement servi pour établir le texte correspondant au fragment de la version que je donne ici. Ce texte, dont une partie est en prose rimée, et qui est loin d'être facile, se trouve tout prêt pour l'impression. Je pense que sa lecture et son étude offriraient plus d'un genre d'intérêt et d'utilité, et je souhaite que l'occasion favorable se présente bientôt de le rendre public.

2° Le n° 756, ancien fonds arabe; il est également in-4°, est composé de 138 feuillets, et il renferme aussi les huit premiers chapitres seulement. Ce manuscrit est à peine médiocre, et certainement fort au-dessous du précédent.

3° Le n° 873, ancien fonds arabe : c'est un mince volume, petit in-4°, de 111 feuillets, et un abrégé de tout l'ouvrage. Il serait assez bon, mais, par malheur, il a tellement souffert de l'humidité et d'autres causes encore, qu'il est très-souvent illisible, même avec le secours d'une loupe.

Enfin, je me suis beaucoup servi, comme on le verra plus bas, d'un manuscrit de cet ouvrage qui se trouve à la Bibliothèque impériale, Supplément arabe, n° 673, et qui est le seul qui soit complet. C'est un volume in-folio, de 273 feuillets, moderne et médiocre.

Je ne puis me dispenser de dire quelques mots sur l'auteur arabe et sur ses œuvres. On trouve des détails à ce propos dans l'ouvrage d'Abou'lmahâcin, sous l'année 668 de l'hégire, à la fin[1], dans Hâdji Khalfah[2], Reiske[3], Wüstenfeld[4], etc. mais particulièrement dans les deux derniers chapitres de l'ouvrage même d'Ibn Aby Ossaïbi'ah, où l'auteur parle plusieurs fois de sa famille et de sa personne[5]. Je me contenterai de consigner ici, en résumé, un petit nombre de renseignements le plus importants.

Le nom de notre auteur est Mouwaffik eddîn Abou'l'abbâs Ahmed, fils d'Abou'lkâcim, fils de Khalîfah Alkhazradjy[6], mais il est plus connu sous celui d'Ibn Aby Ossaïbi'ah (ابن أبي أصيبعة). Il est né à Damas, au plus tard dans l'année 600 de l'hégire (1203 de J. C.), et il a appris la médecine de son oncle Rachîd eddîn 'Aly, fils de Khalîfah, praticien de mérite et directeur, à Damas, de l'hôpital pour les maladies des yeux. Il a aussi étudié sous son père, qui était surtout chirurgien et oculiste. Son professeur de philosophie a été le jurisconsulte et philosophe Radhy eddîn Aldjîly (c'est-à-dire du Ghilan). Il a eu des rapports avec Ibn Albaïthâr, qui lui

[1] Ms. de la Bibliothèque impériale, ancien fonds arabe, n° 661, fol. 219 r. et v.

[2] Ms. de la Bibliothèque impériale, ancien fonds arabe, n° 875, aux mots عيون الالبا (lisez الانبآء).

[3] *Opuscula medica ex monimentis Arabum et Ebræorum*, publié par Gruner, p. 55-56.

[4] *Geschichte der arabischen Aerzte und Naturforscher*, p. 132.

[5] Voyez, entre autres, la biographie d'Ibn Albaïthâr, ms. 673, fol. 223 r. et v.; celle d'Abdallathîf, fol. 247 r.-253 v.; et notamment la biographie de l'oncle de l'auteur, Rachîd eddîn 'Aly, fol. 266 v.-273 r.

[6] Il tirait ainsi son origine de la tribu de Khazradj. (Voyez sur cette célèbre tribu, l'*Essai sur l'histoire des Arabes*, etc. par M. Caussin de Perceval, *passim*, et spécialement t. II, p. 646 et suiv.)

a donné des leçons de botanique, avec 'Abdallathîf et quelques autres de ses contemporains célèbres. Dans l'année 634 de l'hégire (1236-1237 de J. C.), Ibn Aby Ossaïbi'ah s'était rendu au Caire, où il exerçait la médecine, et y avait même un emploi dans un hôpital. Environ un an après, il se rendit à Sarkhad, en Syrie, et entra au service du commandant 'Izz eddîn Aïdémîr, fils d'Abdallah, dont il fut le premier médecin. Il mourut dans le mois de djoumâda premier, de l'année 668 de l'hégire (janvier 1270 de J. C.). Il était alors presque septuagénaire, et même plus que septuagénaire, d'après Abou'l mahâcin.

Le principal ouvrage d'Ibn Aby Ossaïbi'ah est, sans contredit, son Histoire des médecins, dont voici le véritable titre : *Sources de nouvelles au sujet des classes des médecins*[1], et qui est regardé comme classique dans son genre. Il a aussi laissé un autre livre de médecine pratique, intitulé : *Expériences et observations utiles*[2]. Il en avait commencé un troisième, qu'il n'a pas fini, mais qu'il voulait intituler : *Monuments des nations et histoires des savants*[3]. Enfin Ibn Aby Ossaïbi'ah est l'auteur de plusieurs pièces de vers, une, entre autres, à l'éloge de l'émîr Amîn Addaoulah, dont Abou'lmahâcin a reproduit un fragment[4].

Je ferai observer maintenant que le présent extrait est tout à fait inédit, la traduction comme le texte. Il faut excepter seulement l'énumération des chapitres, qui se trouve donnée, avec plusieurs différences, dans quelques ouvrages plus ou moins récents. Je ne dois pourtant pas passer sous silence

[1] كتاب عيون الانبآء فى طبقات الاطبّاء

[2] كتاب التجارب والفوآئد. Il est aussi quelquefois nommé : كتاب حكايات الاطبّاء فى علاجات الادوآء

[3] كتاب معالم الامم واخبار ذوى الحكم

[4] Voyez la citation ci-dessus, p. 3, note 1.

que M. Wüstenfeld[1] dit avoir été certifié qu'il y a, dans la bibliothèque royale de Copenhague, une traduction latine manuscrite de l'ouvrage entier, par Reiske. D'un autre côté, je lis dans le catalogue de Nicoll[2], que Gagnier aurait aussi traduit en latin, mais avec peu de soin ou d'exactitude[3], la préface de cet ouvrage, le premier chapitre, et une partie du deuxième. Son manuscrit se trouverait déposé à la bibliothèque d'Oxford. Je n'ai vu ni l'un ni l'autre de ces deux travaux, et, s'ils existent, ils me sont restés totalement étrangers. Les personnes compétentes qui auront occasion d'en prendre connaissance pourront, si elles le jugent à propos, les comparer avec la présente version, et signaler, s'il y a lieu, les modifications à exécuter dans celle-ci.

Une autre remarque à faire, c'est que les médecins qui liront les pages ci-dessous trouveront, sans doute, que j'ai donné dans quelques-unes de mes notes des détails qu'ils jugeront superflus pour eux. J'en conviens; mais on ne doit pas perdre de vue que ce travail est publié dans le *Journal asiatique,* dont la plupart des lecteurs ne sont point initiés aux sciences médicales.

Je donne ici, en finissant, et, pour ainsi dire, comme hors d'œuvre, quelques vers curieux et assez bizarres, qui se trouvent dans le premier feuillet du manuscrit n° 674, mais qui ne font pas partie de l'ouvrage d'Ibn Aby Ossaïbi'ah. Je les fais suivre de la traduction. Ce sont deux petites pièces de vers séparées, dont voici la première :

قيل　　اذا كان الزمانُ زمانَ سُوءٍ　　(وافر)
وكان الناسُ أمثالَ الذِئابِ
فكن كلبًا على من كان ذئبًا
فانّ الذئب يُنْفَى بالكلابِ

[1] Ouvrage cité, p. IV; cf. aussi p. 132.

[2] *Bibliothecæ Bodleianæ Catalogus,* vol. I, part. II, p. 126.

[3] « . . . . , sed id parum diligenter aut fideliter. »

Traduction.

On a dit : Dans les temps corrompus, et lorsque les hommes sont comme des loups,

Sois un chien à l'encontre de quiconque est un loup ; car celui-ci est chassé par les chiens[1].

Voici la seconde pièce de vers :

تَوَقَّ رعاك الله تسعًا من البَشَرْ (طويل)
فصحبتهم تُفْضِي الى البُؤْس والضَرَرْ
همو أعورٌ ثم أعرجُ ثم أحدبُ
كذا كوسجٌ ينلو الضفاطة (2) والكدَرْ
كذا غائر العينين ظاهر جَبْهة
كذا أزرق العينين فالحَذَر الحَذَرْ

Traduction.

Évite (puisse Dieu te garder !) neuf espèces de gens ; car leur société conduit à la misère et à l'affliction.

Ce sont : le borgne, le boiteux, le bossu, l'individu à la barbe clair-semée, le sot et l'homme agité (litt. la sottise et le trouble).

Ajoute : celui qui a les yeux profondément enfoncés, l'individu au front saillant, et enfin, l'être aux yeux bleus. Gare, gare à ce dernier[3] !

[1] On peut comparer la pensée qu'expriment ces vers, avec le passage suivant du *Prince* de Machiavel : « . . . . . . : perchè un uomo che voglia fare in « tutte le parti professione di buono, conviene che rovini fra tanti che non « sono buoni. » (Machiavelli, *Il Principe,* cap. xv.)

[2] Le manuscrit porte exactement الصفاطح, mot dont j'ignore le sens ; et je doute même de son existence réelle. Je propose d'y substituer الضفاطة.

[3] Aucun orientaliste n'ignore que les regards lancés par des yeux bleus sont réputés, chez les Arabes, de très-mauvais augure.

J'ai à peine besoin de dire que j'ai transcrit et traduit ces vers uniquement pour divertir le lecteur, comme ils m'ont amusé moi-même.

EXTRAIT D'IBN ABY OSSAÏBI'AH.

AU NOM DU DIEU CLÉMENT ET MISÉRICORDIEUX! JE NE PUIS RÉUSSIR QU'AU MOYEN DE L'ASSISTANCE DE DIEU, ET JE ME CONFIE ENTIÈREMENT À LUI.

Louons l'Êtrè suprême, qui disperse les peuples et qui ressuscite les cadavres, qui crée les hommes et guérit les maladies. Il récompense quiconque l'exalte, par des bienfaits considérables, et menace qui lui désobéit, d'un châtiment douloureux et de terribles vengeances. C'est Dieu qui a tiré du néant les créatures par son art admirable, qui a suscité les maladies, et a fait descendre du ciel le remède, par l'artifice le plus parfait et la science la plus merveilleuse.

J'atteste qu'il n'y a point d'autre dieu qu'Allah; j'en fais la confession sincère, pleine de foi, délivrée de tous les obstacles provenant de l'hésitation et du regret. Je témoigne que Mohammed est le serviteur de Dieu et son apôtre, qu'il a reçu le Korân, et qu'il a été envoyé pour toutes les nations arabes et barbares. Par la splendeur de sa mission, il a illuminé les ténèbres de la nuit obscure; au moyen de son sabre miraculeux, il a détruit quiconque a été rebelle et injuste, et, à l'aide des preuves évidentes de sa prophétie, il a guéri et déraciné la plaie du polythéisme.

Que la bénédiction de Dieu soit sur Mohammed,

persévérante, durable, tant que les éclairs continueront à briller et que tomberont les pluies! Que Dieu bénisse aussi les membres de sa famille doués de mérite et de générosité, ses disciples, dont le seul but a été la loi du Prophète, ses femmes, les mères des croyants, exemptes de toute souillure! Puisse Dieu les ennoblir tous et les exalter!

Or donc, il est certain que la médecine est un art des plus nobles en même temps qu'une profession des plus lucratives. Sa prééminence a été reconnue dans les livres divins et dans les préceptes religieux, au point que la science des corps a été placée sur le même rang que celle des religions. Les sages ont dit qu'on doit avoir en vue deux sortes de recherches, c'est-à-dire ce qui est bien et ce qui est agréable. Mais l'homme ne peut point atteindre à ces deux choses, à moins de se trouver constitué en bonne santé; car le plaisir dont on jouit dans ce monde, et le bonheur qui est espéré dans la vie future, ne peuvent être obtenus par l'homme que par suite de la durée de sa santé et de la force de sa constitution. Ceci est possible seulement avec le secours de l'art médical, qui sait conserver la santé présente et rendre la santé perdue.

Puisque la médecine tient une place si éminente, et que, de plus, on en a généralement besoin dans tous les temps et à toutes les époques, il en résulte qu'on doit s'en occuper sérieusement, et qu'on doit chercher avec fermeté et constance à connaître ses lois, tant générales que particulières. Il y a eu, en effet, depuis le commencement de la médecine et jusqu'à nos jours, un très-grand nombre de personnages qui ont médité sur cette science, se sont efforcés de la connaître et ont fait des recherches sur ses origines. Parmi eux est une multitude des principaux adeptes de cette science, qui ont exercé la médecine et s'y sont illustrés. Leur mérite est devenu notoire, et les traditions ont transmis le souvenir de leur rang élevé et de leur brillant génie. Les livres qu'ils ont laissés, leurs œuvres, témoignent assez à cet égard en leur faveur.

Pourtant je n'ai pas trouvé qu'aucun des coryphées de l'art médical, et même de ceux qui s'en sont occupés avec plus de soin, ait composé un ouvrage général pour faire connaître les classes des médecins et rappeler successivement les circonstances de leur vie. C'est pour cela que je me suis déterminé à mentionner dans ce livre des choses recherchées et choisies (نُكَتًا وَعُيُونًا) touchant les différents ordres de médecins distingués, anciens et modernes, et servant à la connaissance de leurs classes, suivant la succession des époques et des temps où ils ont vécu. J'ai voulu aussi que mon livre fût un extrait de leurs discours, de leurs récits, de leurs aventures, de leurs controverses, et qu'il renfermât quelques détails sur les titres de leurs ouvrages, afin de montrer le degré de science par lequel Dieu les a distingués, et la noblesse de nature et d'intelligence dont il les a gratifiés.

Bien que, pour ce qui regarde beaucoup d'entre

eux, leurs époques soient très-anciennes et les temps dans lesquels ils vivaient, fort loin de nous, cependant nous leur sommes redevables des services qu'ils nous ont rendus par leurs ouvrages, et de leurs bienfaits à notre égard pour les connaissances médicales qu'ils ont rassemblées dans leurs livres, et les descriptions que ceux-ci contiennent. C'est précisément comme le mérite du maître envers l'élève et du bienfaiteur à l'égard de celui qui reçoit les bienfaits. On trouvera aussi mentionnés dans cet ouvrage un certain nombre de sages et de philosophes qui ont médité sur la médecine et s'en sont occupés avec soin; on y lira un aperçu de leurs conditions, de leurs aventures et des titres de leurs livres. Chacun de ces savants est cité à sa place convenable, d'après les divisions en classe et en ordre. Mais pour ce qui est de la mention de tous les sages, des mathématiciens et autres savants qui se sont occupés de différentes sciences, à l'exclusion de la médecine, on la trouvera, s'il plaît à Dieu très-haut, avec détail, dans le livre que j'intitulerai : *Monuments des nations et histoire des savants* [1]. Quant au présent ouvrage, que je viens de composer, je l'ai divisé en quinze chapitres et je l'ai nommé : *Sources de nouvelles touchant les classes des médecins* [2]. J'en ai fait hommage à la bibliothèque du maître, du seigneur, du vizir savant et juste, du

[1] Cet ouvrage n'a pas été achevé par Ibn Aby Ossaïbi'ah, comme je l'ai déjà dit, p. 4.

[2] De tous les manuscrits, le n° 4 seul donne l'espèce de dédicace qui va suivre.

chef parfait, prince des ministres, roi des médecins, le premier des savants, soleil de la loi, soutien de la dynastie, perfection de la religion, noblesse du culte, Abou'lhaçan, fils de Ghazzâl, fils d'Abou Sa'îd. Que Dieu éternise son bonheur et lui fasse obtenir ce qu'il désire dans ce monde et dans l'autre[1]!

Enfin, j'implore l'aide et le secours de Dieu très-haut, car il en est le maître, et il est tout-puissant à cet égard. Voici maintenant l'énumération des chapitres.

[1] Ce personnage était fort instruit dans la médecine, l'histoire naturelle et l'astronomie. Il composa différents ouvrages sur ces sciences et il posséda une très-riche bibliothèque. Il fut nommé vizir du roi Assâlih Ismâ'îl, fils du roi Al'âdil, à Damas, en l'année 628 de l'hégire (1231 de J.C.). Mais plus tard, et après diverses vicissitudes du sort, il prit part à une expédition contre un sultan mamloûc de l'Égypte; il fut arrêté, puis condamné à mort, et exécuté le 14 du mois de dhou'lka'dah de l'année 648 (6 février 1251). On peut lire sa notice biographique dans le présent ouvrage de notre auteur, au chapitre xv, où il est question des médecins de la Syrie (ms. 673 fol. 263 r. et v.). (Cf. Wüstenfeld, *Geschichte der arabischen Aerzte und Naturforscher*, p. 121-122; Reiske, *Abulfedæ Annales muslemici*, t. IV, p. 525, 720 et 721; Macrîzy, *Histoire des sultans mamlouks de l'Égypte*, traduite par M. Quatremère, t. I, p. 25 et 30.)

CHAPITRE PREMIER.

COMMENT LA MÉDECINE A ÉTÉ DÉCOUVERTE, ET COMMENCEMENT DE SON EXISTENCE.

Je dirai d'abord que le discours qui a pour objet de traiter convenablement ce point est difficile pour plusieurs motifs. Le premier, c'est l'éloignement du temps; car toute chose dont l'époque est depuis longtemps écoulée offre des difficultés à l'examen, et surtout quand il s'agit de recherches du genre de celles qui nous occupent ici. Le deuxième motif consiste en ce que nous n'avons pas trouvé chez les anciens, ni chez les plus distingués d'entre eux, gens dont l'opinion a de la valeur, un seul et unique avis, décisif à ce sujet, sur lequel ils soient tombés d'accord, et que nous puissions suivre. Le troisième, c'est que ceux qui ont discuté à ce propos forment des sectes qui diffèrent l'une de l'autre, et dont les individus sont en contradiction entre eux, à cause de ce qui venait à l'esprit de chacun. Il s'ensuit qu'il est difficile d'établir, parmi ces opinions diverses, où est la vérité.

Galien a dit, dans son Commentaire sur le livre du serment d'Hippocrate[1], que la recherche, parmi les avis des anciens, au sujet de celui qui le premier a inventé la médecine, n'est pas chose facile. Nous commencerons par confirmer son assertion, au moyen des considérations qui vont suivre, touchant le dénombrement de ces avis opposés. Or on peut établir deux premières catégories à l'égard des allégations émises sur la découverte de l'art médical. Les uns disent qu'il est éternel, les autres prétendent qu'il a eu un commencement. Ceux qui adoptent l'opinion que les corps ont eu un principe, disent

[1] Ce Commentaire ne se trouve pas parmi les livres que nous possédons de Galien; de plus, ce grand médecin ne le mentionne point dans les détails qu'il nous donne lui-même sur ses œuvres, dans les traités intitulés : *Galeni de libris propriis Liber; Galeni de ordine librorum suorum Liber* (édition grecque et latine des œuvres d'Hippocrate, de Galien, etc. par Réné Chartier, t. I, p. 35 à 52). Galien n'en parle pas non plus (autant que je le puis savoir) dans aucun de ses nombreux ouvrages. Il est, peut-être, du nombre des livres perdus de cet auteur, ou, plus probablement, il est apocryphe.

que la médecine en a eu un aussi, car les corps auxquels la médecine est appliquée sont créés. Mais ceux qui adoptent la croyance dans leur éternité, l'attribuent également à la médecine, et disent que l'art médical est éternel et a toujours existé, puisqu'il est du genre des choses éternelles, qui ont été de tout temps, à l'instar de la nature de l'homme.

Quant aux partisans de la création de la médecine, ils se divisent en deux groupes. Quelques-uns disent qu'elle a été créée en même temps que l'homme; car elle constitue un des objets par lesquels il se conserve. D'autres prétendent, et c'est le plus grand nombre, que la médecine a été découverte après la création de l'homme. Mais ceux-ci encore forment deux partis; car, parmi eux, les uns disent que Dieu très-haut l'a inspirée aux hommes. Ceux qui suivent cet avis se conforment aux opinions de Galien, d'Hippocrate, de la généralité des dogmatiques (أصحاب القياس) et des poëtes grecs. Les autres avancent que ce sont les hommes qui l'ont mise au jour. C'est l'avis de quelques empiriques (اصحاب التجربة), de quelques méthodiques (اصحاب الحيل), de Thessalus l'imposteur, et de Philinus (ou bien Philon)[1]. Mais ils

[1] Philinus, de Cos, disciple d'Hérophile, fut un des chefs de la secte empirique; mais peut-être l'auteur arabe a-t-il voulu parler de Philon. Celui-ci, contemporain et ami de Plutarque, a été un médecin méthodiste, dont Galien a dit quelques mots.

Thessalus, de Tralles, ville de Lydie, exerça à Rome la médecine sous le règne de Néron. Il embrassa le système des méthodiques et l'étendit. Galien lui reproche beaucoup de bassesses.

sont en désaccord relativement au lieu dans lequel on l'aurait découverte et aux moyens qui auraient servi à la découvrir.

Or les uns disent que les Égyptiens l'ont inventée, et ils prouvent cela pour ce qui regarde le remède appelé en grec ἑλένιον (الانى), c'est-à-dire l'*aunée*[1]. D'autres disent que ce fut Hermès qui découvrit tous les arts, et la philosophie et la médecine. Quelques-uns prétendent que les gens de *Koûloûs* (اهل قولوس ; du colosse? les Rhodiens[2]?), l'ont tirée des médicaments qu'une accoucheuse avait préparés pour la femme du roi, et par l'action desquels celle-ci guérit. D'autres disent que les habitants de la Maurusie ou Mauritanie (اهل مورسيا)[3] et de la Phrygie en

[1] C'est l'*inula helenium* dont le nom est, en pharmacie, *enula campana*, plante de la famille des corymbifères, dont la racine, à peu près conique, est aromatique et stimulante.

[2] Les mss. 674 et 756 portent فولوس. L'abrégé, ms. 873, paraît avoir نولوس. Le seul ms. 673 donne قولوس.

Ce n'est que par une sorte de conjecture que je traduis ce mot de la manière qu'on vient de lire, et parce que je ne saurais trouver ici un sens plus plausible à la leçon *koûloûs* ou aux variantes que j'ai fait connaître. Au surplus, il pourrait se faire que le terme قولوس fût synonyme de قو et signifiât alors l'île de Cos. Ce qui tendrait peut-être à le faire croire, c'est un passage du كتاب الفهرست analogue à celui que je viens de traduire, et qui commence par ces mots : وبعض يقول ان اهل قو* ويقال قولوس استخرجوها الخ. (Ms. de la Bibl. impér. suppl. ar. n° 1400 *bis*, t. II, fol. 134 r.)

[3] Ne faut-il pas supposer ici une erreur, et croire qu'il s'agit de la Mysie?

* Manuscr. فو (*sic*).

ont été les inventeurs, ces peuples ayant été les premiers qui aient découvert le chant, et traité les affections de l'esprit par l'emploi des modulations et des cadences. Ils ajoutent que l'on guérit les maladies de l'âme par les mêmes moyens qui dissipent celles du corps. D'autres soutiennent que ceux qui ont inventé la médecine, ce sont les sages qui habitaient Cos, et c'est l'île d'où étaient Hippocrate et ses ancêtres, je veux dire la famille d'Esculape. De l'avis d'un bon nombre d'entre les anciens, la médecine aurait commencé dans trois îles situées au milieu du quatrième climat. L'une de celles-ci est appelée Rhodes, l'autre Cnide et la troisième Cos, et Hippocrate tirait son origine de la dernière. Quelques-uns affirment que la médecine a été découverte par les Chaldéens; suivant d'autres, par les enchanteurs des peuples du Yaman; d'autres avancent que c'est par les sorciers de Babylone ou ceux de Perse. Il y en a qui attribuent aux Indiens la découverte de la médecine; d'autres aux Esclavons, d'autres encore aux habitants de l'île de Crète, qu'on dit avoir connu, les premiers, la plante appelée *ἐπίθυμον* (افيثمون) ou *épithyme*[1]. Enfin, d'autres prétendent que la découverte de la médecine est due aux gens du mont Sinaï (ou Israélites; اهل طور سينا)[2].

[1] C'est la cuscute ou barbe de moine (*cassutha*), plante parasite, qui a été employée en médecine comme diurétique, etc.

[2] Voici la traduction d'une glose marginale que le manuscrit 674 fournit en cet endroit du texte : « L'expression *thoûr sína* est syriaque et la signification de *thoûr*, c'est « montagne ». Quant au terme *sinïa*, le *noûn* (*n*) précédant le *yâ* (*i*), il veut dire « buisson »; mais, lorsqu'il

Pour ce qui regarde ceux qui affirment que la médecine vient de Dieu, une partie d'entre eux disent que cela arriva par une inspiration pendant le sommeil. Ils donnent comme preuve qu'un grand nombre de personnes ont vu en songe des remèdes qu'elles ont après cela employés dans l'état de veille, et qui les ont guéries de maladies opiniâtres; et il en a été ainsi pour tous ceux qui s'en sont servis plus tard. D'autres disent que Dieu très-haut a suggéré la médecine aux hommes, au moyen de l'expérience ou de l'empirisme, et qu'ensuite la chose se répandit et se fortifia. Ils argumentent de ce qu'une femme, qui se trouvait en Égypte, était affligée par la tristesse et les soucis, tourmentée par la colère et la suffocation; outre cela, elle était faible d'estomac, sa poitrine remplie d'humeurs dépravées, et ses menstrues étaient arrêtées. Le hasard fit qu'elle mangea de l'aunée[1] un grand nombre de fois, à cause d'une sorte de convoitise de sa part pour cette plante. Alors ses infirmités se dissipèrent et elle revint à la santé. Toutes les personnes qui éprouvaient des maux du genre de ceux qu'elle avait endurés, et qui employèrent le même remède, guérirent. Or

est arabisé, le *yá* est mis au contraire avant le *noûn*. L'on dit donc *thoûr sîna*, ou montagne du buisson.»

Tel est, en effet, le sens du mot syriaque ܣܢܝܐ, comme aussi de l'hébreu סְנֶה.

[1] Le ms. 674 contient en marge une petite glose dont la teneur suit : «Le *râcen* (الراسن), l'aunée, est la même chose que le poireau romain (ou grec).»

les hommes ont fait usage de l'expérience dans toutes les choses[1].

Ceux dont l'opinion est que Dieu lui-même a créé la médecine, en donnent pour preuve l'impossibilité, pour l'intelligence humaine, d'avoir inventé cette science illustre. C'est là l'avis de Galien, dont nous allons citer les propres paroles, extraites de son Commentaire sur le livre du serment d'Hippocrate[2].

«Quant à nous, dit-il, ce que nous croyons le plus fermement, et ce que nous pouvons dire de mieux, c'est que l'Être suprême, qu'il soit béni et exalté! a créé la médecine et l'a inspirée aux hommes; car il n'est pas admissible que le talent de ceux-ci ait pu atteindre à une science aussi sublime. Mais Dieu, qu'il soit béni et exalté! l'a, en réalité, mise au jour, et lui seul pouvait le faire. En effet, nous ne voyons point que la médecine soit inférieure à la philosophie, qu'on affirme avoir été inventée par Dieu, qu'il soit béni et exalté! et inspirée par lui aux hommes.»

Dans l'ouvrage du cheïkh Mouwaffik eddîn Aç'ad, fils d'Iliâs, fils d'Almathrân[3] (le métropolitain), qu'il

[1] Ce paragraphe se trouve aussi dans le كتاب الفهرست, mais avec quelque variantes, ou plutôt incorrections, surtout au milieu et à la fin. Voici comment il commence : فقال اسحق ابن حنين فى تأريخه قال قوم ان اهل مصر استخرجوا الطبّ والسبب فى ذلك ان امرأة الخ. (Suppl. ar. n° 1400 *bis*, t. II, fol. 133 v.)

[2] Voyez ci-dessus (p. 13, note).

[3] C'était un chrétien qui s'était fait musulman. Après son chan-

a intitulé: *Jardin des médecins et verger des sages*, je lis un fragment qu'il a emprunté à Abou Djâbir[1] le Maghrébin, et c'est le suivant:

Opinion d'Abou Djâbir, et observations d'Ibn Almathrân.

«La cause de la découverte de l'art médical est une révélation et une inspiration de Dieu : et la preuve, c'est que la médecine a pour but de soigner les corps des hommes, soit pour leur donner la santé dans le cas de maladie, soit pour conserver la santé qui existe. On ne peut pas admettre que l'art tout seul suffise aux corps, sans qu'il soit associé avec la science concernant ces mêmes corps, dont il a le soin particulièrement en vue. Or il est évident que ceux-ci ont eu un commencement, puisqu'on peut les compter; et tout ce qui tombe sous le nombre a

gement de religion, il fut nommé médecin du sultan de Syrie et d'Égypte, le célèbre Saladin, qui l'estimait beaucoup. Il a composé quelques ouvrages de médecine; il a réuni une assez belle bibliothèque, et a cessé de vivre vers la fin du VIe siècle de l'hégire, sans que l'on sache, au juste, dans quelle année. On dit, en effet, que ce fut en 585, 587 ou 597 (1189, 1191 ou 1200-1201 de J. C.). Le titre arabe de celui d'entre ses ouvrages cité ci-dessus est : بستان الاطبّاء وروضة الالبّاء. Notre auteur donne la biographie d'Ibn Almathrân au chapitre XV (ms. 673, fol. 239 r. à 241 v.). (Cf. Wüstenfeld, ouvrage cité, p. 101.)

[1] C'est le fameux alchimiste Geber, qui vivait environ dans la seconde moitié du IIe siècle de l'hégire; mais on n'est point d'accord sur le lieu de sa naissance, ni sur celui de sa demeure, ni sur le nombre de ses ouvrages, etc. (Cf. Wüstenfeld, ouvrage cité, p. 12-13; et Hammer Purgstall, *Literaturgeschichte der Araber*, t. III, p. 293 à 300.)

commencé par l'unité, et s'est multiplié ensuite. Il ne se peut pas que les corps des hommes soient de ces choses qui sont illimitées; car il est absurde de supposer la création de ce qui est indéfini».

Observation d'Ibn Almathrân.

«Il ne serait pas exact de soutenir que toute chose que l'on ne peut point compter est par cela même illimitée; mais elle peut avoir un terme, qu'on est impuissant à saisir.»

«Puisque les corps, reprend Abou Djâbir, en faveur desquels seulement l'art médical subsiste, ont eu de nécessité un principe, il faut que la médecine aussi en ait eu un nécessairement. Il est manifeste que la personne, qui a été la première parmi le grand nombre des êtres humains, a eu besoin de la médecine, comme toutes celles qui l'ont suivie. Il est de même notoire que la connaissance de l'art médical n'a pas eu lieu, de la part du premier individu, au moyen de l'invention, à cause de la brièveté de sa vie et de la longueur de l'art; et il n'est pas possible que, dans le principe, un plus grand nombre d'hommes se soient réunis pour le découvrir, par le motif que l'art est bien fondé et établi. Toute chose de ce genre ne se découvre pas par la diversité, mais par l'accord. Or les gens qui furent les premiers dans la multitude des créatures n'ont pas pu s'entendre sur un sujet fixe, à cause que chaque être ne ressemble pas à l'autre sous tous les rapports; et s'ils n'étaient pas unanimes dans leurs avis, on ne peut point admettre qu'ils se soient mis d'accord au sujet d'une affaire aussi constante que l'art médical. »

Observation d'Ibn Almathrân.

« Tout ceci conduirait encore à penser, au sujet des autres sciences et arts, qu'ils sont le produit d'une inspiration divine, car ils sont également doués de fixité. Quant à l'opinion qu'il n'est pas admissible qu'un certain nombre d'individus se soient accordés à l'égard d'une chose constante, elle n'est pas fondée. Au contraire, leur unanimité ne peut avoir lieu que pour une telle chose. La diversité arrive seulement par suite du manque de cette condition, de la stabilité. »

Abou Djâbir ajoute : « Il est donc évident que la découverte de l'art médical ne provient point des hommes dans l'origine de la multitude (ou de la création). On peut en dire autant du terme de celle-ci, à cause de la différence qui existe entre les gens, à cause de leur séparation et de la naissance de la discorde parmi eux. Nous remarquerons pourtant qu'il peut se faire qu'un individu doute de ce que nous venons d'avancer, et dise : « Est-ce que tu pourrais nier qu'une seule personne, ou bien plusieurs, « connussent les lieux d'où proviennent les herbes et « les plantes médicinales; les endroits des métaux et « les particularités de ceux-ci; les effets des différentes « parties des animaux, leurs propriétés, leurs parties

« nuisibles et leurs parties utiles? Qu'elles connussent « encore la différence des maladies et des pays, ainsi « que la diversité des tempéraments des populations, « et la variété de leurs demeures? Qu'elles connus- « sent, de plus, la force qui est engendrée au moyen « de la composition des médicaments; quelle force « répugne à une autre touchant l'énergie des re- « mèdes; quel tempérament convient avec l'autre ou « en diffère; enfin, tout ce qui s'ensuit au sujet de « l'art médical? » Nous répondrons que si tout cela lui paraît facile et aisé, il se trompe beaucoup; et s'il admet que c'est une chose très-difficile que d'arriver à ces connaissances au moyen de l'intelligence, nous avons déjà dit que leur invention est impossible. Et puisqu'on ne peut supposer à l'égard du commencement de l'art médical que l'une de ces trois circonstances : l'invention, la révélation ou l'inspiration divine, et que l'invention n'est pas admissible, il ne reste plus qu'à convenir que la médecine a été établie par suite de la révélation ou de l'inspiration divine. »

Observation d'Ibn Almathrân.

« Tout ce qu'on vient de lire constitue un discours embrouillé, et dont l'ensemble est peu consistant. Il est vrai, pourtant, que Galien a écrit, dans son Commentaire du serment [1], que l'art médical est révélé et d'inspiration divine. Et Platon dit, dans

[1] Voyez ci-dessus, p. 13, note, et p. 18.

le Livre du gouvernement, qu'Esculape a été, sans doute, secouru et inspiré par Dieu; mais que c'est une erreur de ne pas admettre que le talent de l'homme ait pu inventer l'art médical, et de réputer trop faibles, pour cet objet, les intelligences qui ont découvert des choses plus sublimes que l'art médical lui-même [1]. »

Opinion d'Ibn Almathrân.

« Supposons, en effet, ajoute Ibn Almathrân, qu'un premier homme ait eu besoin de l'art médical, comme il arrive que toutes les créatures d'à présent, sans exception, peuvent en avoir besoin. Admettons donc, par exemple, qu'il ait éprouvé des pesanteurs dans son corps, que ses yeux aient rougi, qu'il ait été saisi, en un mot, des signes de la plénitude sanguine et qu'il n'ait pas su quoi faire. Or, par l'excès de son mal, le saignement de nez survint, à la suite duquel les incommodités qu'il endurait cessèrent. Il apprit donc ce fait. Plus tard revinrent exactement les mêmes symptômes, et l'individu s'empressa alors d'égratigner son nez, d'où coula le sang. Tout ce dont il souffrait disparut. Il n'oublia point ces détails; de plus, il en instruisit ses enfants et toutes les personnes qu'il vit de sa parenté. Peu à peu l'art médical se perfectionna, jus-

[1] Platon parle d'Esculape à plusieurs reprises dans le troisième livre de la République; mais le sens de ses paroles diffère quelque peu de celui que leur prête ici l'écrivain arabe, qui citait, je le suppose, de mémoire.

qu'à ce que la veine fût ouverte avec une dextérité intelligente et une main légère [1].

« Si nous supposions encore, au sujet de l'ouverture de la veine, qu'une autre personne, se trouvant dans les conditions de pléthore sanguine ci-dessus énoncées, se soit blessée par hasard, ou égratignée; qu'elle ait ainsi perdu du sang, et qu'il soit arrivé, dans ce cas, le même soulagement que nous avons mentionné plus haut; qu'ensuite, les intelligences aient raffiné jusqu'à l'invention de la saignée, tout cela se pourrait. Après quoi l'ouverture de la veine a constitué un article de la médecine.

« Supposons maintenant qu'une personne se soit trouvée avec l'estomac rempli d'aliments, d'une manière excessive, et que, par une réaction naturelle, il soit survenu l'une ou l'autre de ces deux évacuations : le vomissement ou la diarrhée; mais cela à la suite de nausées, d'anxiété, d'agitation, d'efforts pour vomir, de douleurs d'entrailles, de gargouillements, et de vents circulant dans le ventre. Après l'évacuation tout le mal s'évanouit. Admettons qu'un autre individu ait manié, par hasard, quelque espèce des plantes tithymales [2], qu'il l'ait mâchée et

[1] ولطفت حواشى الصناعة حتّى فُتح العرق بلطافة ذهن ودقّة حسّ

[2] Elles sont aussi appelées euphorbiacées, et constituent une famille de plantes qui renferment un suc laiteux, âcre et caustique. Toutes les espèces sont plus ou moins dangereuses. Néanmoins, on a quelquefois employé la gomme résine (ou plutôt une sorte de résine cireuse et saline), qui découle d'incisions pratiquées dans quel-

qu'elle lui ait occasionné des évacuations alvines et des vomissements copieux. Il aura ainsi connu l'effet de cette plante, et appris que cet événement allége et fait cesser les accidents du cas qui précède. Or, il aura indiqué cela à l'individu souffrant et l'aura excité à se servir d'une petite quantité de ce végétal, lorsque le vomissement ou le cours de ventre ne venaient pas, et que les symptômes avaient de la gravité. Voici qu'il en obtient l'effet désiré et que ses maux sont soulagés.

« Plus tard l'art se perfectionna, il fit des progrès, et les regards se portèrent sur les plantes qui avaient du rapport avec celle nommée tout à l'heure, pour voir laquelle, parmi celles-ci, donnait lieu à l'effet cité, et quelle autre ne le produisait point; quelle espèce le faisait avec violence et quelle autre faiblement; puis vint le raisonnement pur, ou par induction [1], au moyen duquel on remarqua, dans le médicament qui produisait cet effet, quelle était sa saveur, quelle sensation il produisait d'abord sur la langue, et quelle autre la suivait. Tel fut, en réalité, son chemin pour arriver aux découvertes. L'expérience l'aida et convertit son hypothèse en fait; elle démentit les erreurs dans lesquelles ce raisonnement

ques-unes de celles-ci, et qu'on nomme euphorbe (*euphorbium*), comme un violent purgatif drastique.

Le man. 674 a, en marge, ce que je vais traduire : « Le tithymale c'est l'euphorbe épurge » (ou catapuce, *euphorbia lathyris*: التَّيُّوع الشبرم).

[1] وجلاء صفاء العقول, littér. : La pureté des intelligences.

était tombé, et confirma ce qu'il avait imaginé en fait de conjecture vraie, jusqu'à ce que la chose fût bien établie.

« Si tu admets, dit toujours Ibn Almathrân, qu'une personne ayant le dévoiement, et ne sachant pas quels médicaments et quels aliments lui seraient utiles ou nuisibles, ait employé accidentellement du sumac [1] dans son alimentation; que cela lui ait été favorable, qu'elle ait persisté et qu'elle soit guérie; qu'ensuite elle ait désiré savoir comment cette substance lui a donné la santé, qu'elle l'ait goûtée et trouvée acide, astringente. D'après cela, elle aura conclu que ce sera son acidité qui lui a été avantageuse, ou bien sa qualité astringente. Elle aura goûté une autre substance, dans laquelle était une acidité pure et sans mélange, et l'aura employée chez une autre personne qui éprouvait les mêmes inconvénients qu'elle avait endurés. Elle aura vu que cela ne lui a pas été aussi utile que l'avait été pour elle-même ce qu'elle avait pris. Elle aura alors porté son attention sur une autre chose dont la saveur était purement astringente, elle l'aura mise en usage chez ladite personne, et se sera aperçue que l'avantage produit, dépassait de beaucoup celui qu'avait procuré la substance uniquement acide. Il en sera résulté pour elle la connaissance que la saveur astringente est utile dans l'état décrit ci-dessus, et c'est

[1] Fruit astringent du *rhus coriaria*, arbrisseau de la famille des térébinthacées. On l'a employé comme styptique; on en a fait usage aussi comme assaisonnement.

à cause de cela qu'elle l'aura appelée *astringente*, et la maladie, *évacuation*. Elle aura dit que ce qui est astringent est utile pour le flux du ventre. Or, l'art s'est perfectionné, il a accompli des progrès sous ce rapport, au point de faire des découvertes admirables et d'inventer des choses merveilleuses. En effet, un individu, succédant à un autre, aura trouvé que celui-ci avait fait une découverte au moyen de l'expérience qui l'établit d'une manière positive. Il s'en souvint, il fit des recherches analogues et remplit les lacunes, jusqu'à ce que l'art fût perfectionné. Que si nous admettons qu'il survienne un opposant, nous trouvons aussi qu'un grand nombre d'individus se sont mis d'accord; si celui qui a précédé s'est trompé, celui qui est venu plus tard l'a rectifié, et si un ancien a été en défaut, un moderne a perfectionné. Telle est la marche dans tous les arts, et c'est là, à mon avis, ce qu'il y a de plus probable. »

Ibn Almathrân continue : « Hobaïch, surnommé Ala'çam [1] (c'est-à-dire le paralysé de la main), ra-

[1] Il était neveu du célèbre Honaïn, ou fils de sa sœur, et il était aussi son élève. C'est sous la direction d'un tel oncle qu'il a traduit plusieurs livres de médecine, du grec en arabe; de sorte qu'il est plus connu comme traducteur, que comme auteur d'ouvrages sur cette science. Hobaïch vécut à Bagdad à la cour du calife Almotewakkil et de ses successeurs, jusqu'à la fin du IIIe siècle de l'hégire (partie du IXe et commencement du Xe de J. C.).

Ibn Aby Ossaïbi'ah donne une courte notice de Hobaïch, ch. VIII, où il est question des médecins syriens des premiers temps de la dynastie des Abbâcides (man. 673, fol. 115 r. et v.). Il en dit encore quelques mots au chap. IX, où il parle des traducteurs (man. 673, fol. 116 r.). (Cf. Wüstenfeld, ouvrage cité, p. 30.)

conte ce qui suit : « Un individu acheta un foie frais « chez un boucher et il se dirigea vers son habita- « tion. Mais il fut obligé de se détourner de son che- « min pour quelque besoin, et il laissa le foie qu'il « tenait, sur des feuilles d'une plante qui se trouvaient « étendues par terre; puis, sa besogne accomplie, il « revint pour prendre le foie et vit qu'il était liquéfié « et fondu en sang. Alors il prit les feuilles, reconnut « la plante, et se mit à la vendre comme poison et « pour procurer la mort, jusqu'à ce qu'il fût décou- « vert et condamné à mort à son tour. »

Remarque d'Ibn Aby Ossaïbi'ah.

Je dois dire que cet événement arriva du temps de Galien, qui affirme avoir été, lui-même, la cause de l'arrestation de cet homme, et dit qu'il l'a fait conduire devant le gouverneur, de sorte qu'il fut jugé et condamné à périr. Galien ajoute : « Et j'ai ordonné encore, au moment où on l'amenait au supplice, qu'on lui bandât les yeux, afin qu'il ne vît pas la plante, ou qu'il ne l'indiquât à aucune autre personne et ne l'en instruisît. » Galien mentionne ce fait dans son livre sur les médicaments évacuants[1]. J'ai su, de plus,

[1] Le texte de Galien que nous possédons diffère ici un peu du récit arabe. En effet, le médecin de Pergame, en parlant du coupable, dit ce qui suit : « At populi præses, quoniam ex narratione « quam de herba fecit (ille homo), multam ubique nasci dixit, ocu- « lis obtectis, neci traducendum jussit, ne alicui interea ostenderet. » (*Galeni de purgantium medicamentorum facultate Libellus*, cap. IV; édit. Chart., t. X, p. 467.)

par le peintre Djémâl eddîn d'Içirdh [1] qu'au pied de la montagne, du côté opposé de cette ville, et près de l'hippodrome, il y a beaucoup d'herbes; et qu'un certain fakîr, du nombre des cheïkhs d'Içirdh, se rendit une fois dans ce lieu et s'endormit sur une plante. Cela dura jusqu'à ce que des personnes vinssent à passer devant lui, qui le virent dans cet état et remarquèrent qu'il y avait du sang sous lui, coulant de son nez et du côté du fondement. Or elles l'éveillèrent et furent surprises du fait; mais elles finirent par connaître que la cause venait de la plante sur laquelle il avait longtemps dormi. Ledit Djémâl eddîn m'a raconté aussi qu'il s'est dirigé lui-même vers ce lieu et qu'il a vu la plante. Il dit qu'elle avait la même apparence que la chicorée endive, mais que ses bords étaient proéminents et son goût amer. Il ajoute qu'il a vu plusieurs personnes qui avaient approché cette plante du nez et l'avaient flairée à plusieurs reprises, être saisies à l'instant d'épistaxis. Voilà ce qu'il affirme; mais je ne suis pas sûr que cette plante soit celle que Galien a indiquée, ou bien une autre.

Ibn Almathrân reprend : « Je dirai alors qu'un individu bon, excellent, cherchant le bien, aura médité sur ce sujet et appris que si une drogue produit cet effet, c'est-à-dire si elle tue, il faut absolument qu'il ait été créé une autre drogue pour être utile à la partie lesée par la première, et s'opposer à

[1] C'est une ville de la Mésopotamie. (Cf. Abou'lféda, *Géographie*, texte arabe publié par MM. Reinaud et de Slane, p. 289.)

celle-ci. Il aura cherché cela avec diligence, au moyen de l'expérience, et il n'aura pas manqué souvent, ou de tout temps, d'avoir recours aux animaux et de leur administrer, d'abord le premier médicament, puis un second. Si ce dernier a soulagé le mal, le but aura été atteint; sinon, il aura employé autre chose, jusqu'à ce qu'il soit tombé sur le remède qu'il recherchait. Dans l'invention de la thériaque, on voit la preuve la plus manifeste de ce que nous avons dit; car elle n'était d'abord composée que de baies de laurier et de miel; mais après, on y ajouta un très-grand nombre d'autres drogues, et l'on en obtint l'avantage qu'on connaît. Ce ne fut ni par révélation, ni par inspiration divine, mais bien par l'effet de l'analogie, du raisonnement par induction, et à la suite du long espace de temps de sa durée. Si tu demandes maintenant : « D'où vient « cette connaissance, qu'il faut absolument qu'un « médicament ait son contraire ? » Nous répondrons : « Quand on eut considéré le végétal qui tue le napel [1] (et c'est une plante qui grimpe, et qui, lors-

[1] Le nom botanique du napel est *aconitum napellus*. C'est une plante très-vénéneuse, de la famille des renonculacées, dont, au reste, toutes les espèces sont dangereuses. Plusieurs médecins ont pourtant employé le napel pour combattre certaines maladies chroniques et opiniâtres, telles que rhumatismes, névralgies, paralysies et autres :

> Come eccellente medico, che cura
> Con ferro, e fuoco, e con veneno spesso.
>
> (Ariosto, c. VII, st. 42.)

Pour ce qui est de la plante parasite à laquelle on fait allusion dans le texte, c'est sans doute une sorte de cuscute.

qu'elle tombe sur ledit napel, le dessèche et le fait périr), on reconnut ainsi qu'il y avait la même chose dans d'autres plantes. Les observateurs la cherchèrent; puisque l'homme savant et clairvoyant connaît la manière d'induire un objet d'un autre, parmi les choses connues, quand il médite sur cela d'après notre mode de raisonnement, celui que nous avons appliqué à ce sujet. Enfin, Galien a composé un livre sur la manière dont tous les arts ont été inventés [1], et il n'a pas suivi d'autre voie que celle que nous avons mentionnée. »

Ibn Aby Ossaïbi'ah reprend ici et dit : Je dois avertir que nous avons cité les avis dont il a été question plus haut, malgré leur contraste et leurs variétés, ayant eu pour but de rappeler ce qu'on connaît de plus important dans ce que les différents partis pensèrent à ce sujet. Et puisqu'il y a en ceci beaucoup de diversité et d'opposition, ainsi qu'on l'a vu, il en résulte que la recherche sur l'origine de la médecine est une matière très-difficile. Mais l'homme intelligent, lorsqu'il s'occupe de cette question suivant son talent, trouve qu'il est probable que les commencements de l'art médical sont arrivés par toutes les causes qui viennent d'être mentionnées ou par plusieurs de celles-ci. Nous disons donc que la médecine est un objet de nécessité pour les hommes,

[1] On veut parler ici, probablement, de l'écrit de Galien, composé dans le but d'exciter à l'étude des arts et surtout de la médecine. (*Galeni suasoria ad artes Oratio;* et *De optima doctrina Liber;* édit. Chart., t. II, p. 3 à 20.)

inhérent à ces êtres, toujours et partout. Seulement, elle diffère chez eux à raison des lieux, de la quantité de la nourriture qu'on prend, et aussi à raison du degré différent de capacité des individus mêmes. D'après cela, la nécessité, à son égard, sera plus grande chez certaines populations que chez d'autres; car, quelques contrées seront affligées de beaucoup de maladies, dont les habitants de quelques autres seront exempts. Ceux qui se nourrissent d'aliments de plusieurs sortes, et qui mangent beaucoup de fruits, sont particulièrement dans le premier cas. Tous ceux de cette catégorie ont leurs corps, pour ainsi dire, préparés pour les maladies; de sorte qu'ils peuvent rarement échapper à quelque affection dans les diverses périodes de leur vie. Aussi, ces gens auront besoin de l'art médical plus que d'autres qui se trouveront, par exemple, dans des contrées dont le climat est plus sain; qui feront usage d'aliments moins diversifiés, et qui, outre cela, mangeront, des choses qu'ils possèdent, une quantité moindre.

Ensuite, les hommes offrant des degrés différents de capacité intellectuelle, celui d'entre eux dont le discernement fut plus parfait, l'expérience plus grande et l'avis meilleur, aura, sans doute, connu et conservé, mieux que tout autre, ce qui avait précédé parmi son peuple en fait de cas expérimentés et de notions de tout genre, servant à traiter les maladies et à les guérir au moyen de tel médicament plutôt que par tel autre. Quand il est arrivé, dans quelques contrées, que les habitants ont été attaqués par beaucoup de maladies, et que parmi eux se sont trouvées plusieurs personnes dans l'état d'excellence que nous venons d'indiquer, elles possédèrent les voies du traitement par le poids de leur savoir, la noblesse de leur nature, et par leur connaissance des choses d'expérience. Elles auront ainsi rassemblé, à la longue, des faits nombreux se rapportant à la médecine.

Nous allons maintenant établir, autant qu'il nous sera possible, quelques catégories au sujet des inventeurs de la médecine.

Première catégorie.

Celle-ci consiste en ce qu'une partie des connaissances médicales est venue aux hommes des prophètes et des élus de Dieu, au moyen de l'aide divine dont ceux-ci ont été favorisés.

Ibn 'Abbâs [1] raconte que Mahomet a dit ce qui suit : « Lorsque Salomon, fils de David, priait, il voyait un arbre debout devant lui, et il l'interrogeait sur son nom; or, si cet arbre était pour être planté, on le plantait, et s'il devait servir pour l'usage de la médecine on en prenait note. » Un certain nombre d'israélites prétendent que Dieu a fait tenir à Moïse le livre des médicaments. Les Sabéens disent que la médecine a été découverte dans leurs temples,

[1] C'était un cousin germain de Mahomet, et une grande autorité en matière de traditions.

par leurs devins et leurs saints, en partie au moyen de songes et en partie par inspiration divine. Quelques-uns, parmi eux, disent qu'on l'a trouvée écrite dans leurs temples, sans qu'on sache qui l'a tracée. D'autres avancent qu'on a vu sortir une main blanche sur laquelle la médecine était écrite. On rapporte aussi cette opinion des Sabéens, que Seth a enseigné la médecine et qu'il l'avait héritée d'Adam. Quant aux Mages, ou adorateurs du feu, ils disent que Zoroastre, qu'ils regardent comme leur prophète, a apporté des livres de science, lesquels, selon eux, avaient été reliés au moyen de douze mille peaux de buffles. Quatre mille parmi ces volumes contenaient la médecine. Les Nabathéens de l'Irâk, les Syriens ou Araméens, les Chaldéens, les Chasdéens[1] et autres peuples de la race des anciens Nabathéens, s'attribuent tous la découverte de la médecine. Ils disent qu'Hermès des Hermès, trois fois grand en science (ou trismégiste), était un des leurs; qu'il connaissait leurs sciences, qu'il se rendit en Égypte, y répandit les sciences et les arts chez les habitants, bâtit les pyramides et les *berbas* (ou monuments religieux des Égyptiens), et que c'est d'eux que la science émigra chez les Grecs.

L'émîr Abou'lwafâ Almobacchir, fils de Fâtic[2],

[1] Ceux-ci sont appelés, dans la Bible, כַּשְׂדִּים *Casdîm*, et ils ont habité longtemps la Mésopotamie; ce sont aussi des Chaldéens. (Voyez *Genèse*, XI, 28, 31, et ailleurs.)

[2] Ibn Aby Ossaïbi'ah parle plus loin de ce personnage (qui a composé quelques livres de philosophie et de médecine, et qui a

dans l'ouvrage intitulé : *Quintessence des sciences et beautés des discours*, dit ce qui suit : « Lorsqu'Alexandre se rendit maître du royaume de Darius et qu'il soumit les Perses, il fit brûler les livres traitant de la religion des Mages ou pyrolâtres; il s'empara des livres d'astronomie, de médecine et de philosophie, qu'il fit traduire en grec, et qu'il envoya dans son pays, après avoir jeté au feu les originaux. »

Le cheïkh Abou Soleïmân, le logicien, dit : « Ibn 'Ady m'a assuré que les Indiens possèdent des sciences sublimes touchant la philosophie, et il pensait que la science avait été par eux transmise aux Grecs. » Ledit cheïkh Abou Soleïmân fait observer et ajoute : « Je ne sais pas d'où lui est venue cette conjecture[1]. »

Enfin quelques savants israélites disent que celui

possédé une riche bibliothèque), au chap. XIV, où il traite des médecins de l'Égypte (ms. 673, fol. 211 r. et v.). — Le titre arabe de l'ouvrage ci-dessus nommé est : مُخْتَار الحِكَم ومَحَاسِن الكَلِم, que l'on peut aussi traduire par : *Choix de sentences et de bons mots.*

[1] Abou Soleïmân était médecin, mais surtout philosophe, et il a écrit des livres de philosophie. On connaît aussi des poésies de ce personnage, qui a étudié sous Ibn 'Ady.

Notre auteur donne sa notice, chap. XI (ms. 673, fol. 164 v.). (Cf. Wüstenfeld, ouvrage cité, p. 58.)

Ibn 'Ady fut aussi un médecin et un philosophe distingué. Il vivait à Bagdad, et a traduit, du grec et du syriaque en arabe, plusieurs livres de philosophie. Il a dépassé l'âge de quatre-vingts ans, et sa mort eut lieu dans l'année 364 de l'hégire (974 de J. C.).

Ibn Aby Ossaïbi'ah donne des détails sur ce personnage, chap. X (ms. 673, fol. 129 r. et v.). (Conf. Wüstenfeld, ouvrage cité, p. 56-57.)

qui inventa l'art médical, ce fut Yoûfâl [1], fils de Lâmekh, fils de Methoûchâlekh [2].

Deuxième catégorie.

Quelques connaissances médicales sont parvenues aux hommes par suite d'une vision nocturne véridique.

Un fait de ce genre est raconté par Galien, dans son livre sur la saignée, où il parle de l'ouverture d'une artère (العرق الضارب), qu'il a pratiquée sur lui-même, et qui lui fut indiquée en songe. Il dit : « On m'ordonna deux fois dans le sommeil de faire la section de l'artère qui se trouve entre le doigt indicateur et le pouce de la main droite. Lorsque le matin arriva, j'ouvris ce vaisseau, et je laissai le sang couler jusqu'à ce qu'il s'arrêtât spontanément; car ce fut ainsi qu'on m'ordonna de faire dans mon rêve. Il en coula un peu moins qu'une livre de douze onces, et, à l'instant même, s'apaisa une douleur que j'éprouvais, il y a de cela longtemps, dans l'endroit où le foie se réunit avec le diaphragme. J'étais, en effet, alors fort jeune. » Galien ajoute : « Et je connais un homme [3], dans la ville de Pergame, que Dieu a guéri

[1] Je pense qu'il faudrait dire ici Yoûbâl. On lit en effet, dans la Bible, que celui-ci יוּבָל a été l'inventeur des premiers instruments de musique. Il serait donc considéré, à l'instar d'Apollon, comme le père de cette dernière, et, en même temps, de la médecine. (Cf. *Genèse*, IV, 21.)

[2] Le père de Lâmekh est appelé, dans la Bible, Methoûchâël. (Cf. *Genèse*, IV, 18.)

[3] Le texte imprimé de Galien porte ici « un prêtre » *minister dei*

d'une douleur ancienne qu'il éprouvait au côté, au moyen de la saignée de l'artère de la main. Ce qui a déterminé cet homme a agir ainsi, ce fut un songe qu'il eut lui-même.»

Voici ce que dit Galien dans le quatorzième livre de son ouvrage sur la méthode de guérir : «J'ai vu une langue qui grossit et se tuméfia, au point que la bouche ne pouvait plus la contenir. L'individu qui était atteint de cette maladie n'avait jamais subi d'émissions sanguines, et il était alors âgé de soixante ans. La première fois que je le visitai, ce fut à la dixième heure du jour, et je pensai que je devais le purger au moyen de ces pilules que j'avais l'habitude d'employer. Elles étaient composées d'aloès, de scammonée et de pulpe de coloquinte. Je lui administrai donc ce médicament vers le soir, et lui prescrivis, outre cela, de placer sur l'organe malade quelqu'une des substances appelées réfrigérantes ou calmantes. Je dis au malade d'agir ainsi, afin que je visse ce qui en résulterait, et que je pusse régler le traitement d'après l'effet produit. Un autre médecin qu'il avait fait venir ne fut pas de mon avis touchant cette dernière prescription. Pour cette cause, le malade prit les pilules, mais on remit au lendemain la délibération sur ce qui avait trait au remède local. Nous espérions qu'il se présenterait à notre esprit quelque chose d'utile à ce sujet, et que nous l'essayerions ainsi sur la langue

Pergami. Tout le reste de la citation est conforme à ce texte. (*Galeni de curandi ratione per venæ sectionem Liber,* cap. XXIII; édit Chart. t. X, p. 451.)

affectée, lorsque déjà le corps aurait été tout à fait purgé, et que la matière épanchée dans la langue serait descendue dans les parties inférieures. Mais le malade fit, pendant la nuit, un rêve clair et évident, par suite duquel il approuva mon conseil et le prit comme base de la cure locale. Je veux dire qu'il vit, en dormant, une personne qui lui commandait de mettre dans sa bouche du suc de laitue[1]. Il l'employa en effet; il guérit parfaitement, et n'eut besoin, avec cela, d'aucun autre remède[2]. »

Galien s'exprime ainsi qu'il suit dans son Commentaire sur le livre du serment d'Hippocrate[3] : « La plupart des hommes avouent que Dieu, qu'il soit béni et exalté! leur a donné, par inspiration, l'art médical, au moyen de songes et de visions nocturnes, qui les ont délivrés de maladies graves. Nous voyons, sous ce rapport, qu'un nombre incalculable de personnes ont ainsi été guéries par Dieu, qu'il soit béni et exalté! les unes par l'intemédiaire de Sérapis, et les autres par celui d'Esculape, dans les villes d'Épidaure (فندأوروس), de Cos et de Pergame. Cette dernière est ma ville natale. »

En somme, on trouve dans tous les temples, soit des Grecs, soit des autres peuples, la mention

[1] On l'appelle, en langage de pharmacie, *lactucarium* et *thridace*. C'est un calmant, et quelque peu narcotique.

[2] Ce sont là, en réalité, les termes dont se sert le médecin de Pergame. (*Galeni Methodi medendi Libri XIV*, lib. XIV, cap. VIII; édit. Chart. t. X, p. 327.)

[3] Voy. ci-dessus, p. 13, note.

de guérisons de maux dangereux obtenues par des songes ou des visions nocturnes.

Oribase raconte, dans sa grande Collection[1], qu'un homme était affecté d'un gros calcul dans la vessie, et il dit à ce propos : « Je le traitai par tous les médicaments qui conviennent pour réduire les pierres en petits fragments, et je n'en obtins aucun avantage. Le malade était près de périr, lorsqu'il vit, pendant le sommeil, un individu s'approchant de lui, tenant dans sa main un oiseau d'un petit volume, et qui lui disait : « Voici un oiseau appelé « *l'oiseau jaune*[2] ; il fréquente les lieux où se trouvent « des haies et des broussailles. Or prends-le, fais-le « brûler et emploie ses cendres, si tu veux guérir de « ta maladie. » Lorsqu'il se fut réveillé, il se conforma à ce conseil, et cela provoqua la sortie du calcul de sa vessie, sous la forme d'une poussière semblable à la cendre ; il guérit complétement[3]. »

[1] Le mot كُنَّاش de notre texte, qui signifie « collection, pandectes, etc. », dérive probablement du chaldaïque כְּנַשׁ, qui veut dire « assembler ». Le verbe hébreu כָּנַס a aussi le sens de « rassembler, accumuler ».

[2] Le mot que donne notre texte, صفراغون, est composé du terme arabe صفراء, adjectif féminin qui signifie « jaune », et du persan غون, dont le sens est « oiseau ».

[3] Ce passage fait probablement partie des ouvrages perdus d'Oribase. Il ne se trouve pas parmi ce que nous connaissons des écrits de ce célèbre médecin. De plus, M. le Dr Daremberg a bien voulu s'assurer, à ma demande, qu'il ne se trouve point dans les fragments manuscrits et inédits d'Oribase qu'il a entre les mains.

Je saisis cette occasion pour remercier cet honorable et savant

Le fait suivant offre encore un exemple de guérison arrivée par suite d'une vision nocturne véridique. Un calife du Maghreb fut atteint d'une maladie chronique qu'il traita, mais inutilement, par beaucoup de moyens. Une certaine nuit, il vit en songe Mahomet, auquel il se plaignit de ses souffrances. Le Prophète lui dit : « Frotte-toi avec du *lâ*, mange du *lâ*[1], et tu guériras. » Lorsqu'il s'éveilla de son sommeil, il resta tout stupéfait de cet événement et ne comprit pas le sens de ces paroles. Il interrogea à ce propos ceux qui expliquent les rêves; mais aucun d'eux ne put éclaircir cela, excepté 'Aly, fils d'Abou Thâlib, de la ville de Kaïréwân[2]. Celui-ci dit : « Ô prince des croyants, le Prophète ordonne que tu oignes ton corps avec de l'huile d'olive, et que tu manges de celle-ci, pour que tu guérisses. » Le calife lui demanda d'où lui venait cette connaissance, et il répondit : « Du passage suivant du Korân : . . . *d'un arbre béni, de l'olivier, qui n'est* NI *de l'Orient,* NI *de l'Occident, et dont l'huile éclaire. . . .*[3]. »

collègue, M. le Dr Daremberg, des renseignements bibliographiques qu'il m'a donnés sur ce point, ainsi que sur plusieurs autres, relatifs au présent travail.

[1] Ce qui va suivre dissipera, peut-être, l'obscurité dont cette phrase est enveloppée. Au demeurant, je prie le lecteur de donner ici au monosyllabe *lâ* (particule arabe qui signifie *non, ne, ni*), le sens de « huile d'olive. »

[2] Cette ville, appelée communément Kaïrovan, fait partie de l'Afrîkiyah des géographes arabes, et elle est située dans la régence de Tunis. (Cf. Abou'lféda, *Géographie*, texte arabe, p. 144.)

[3] On lira le verset entier, dont les mots ci-dessus ne sont qu'un fragment, au chapitre XXIV, vers. 35, du Korân. On pourra voir aussi

Quand le prince eut fait usage de cette substance, il s'en trouva bien et guérit tout à fait.

J'ai tiré le texte qui suit d'un autographe d'Aly, fils de Rodhwân[1], contenant son Commentaire sur l'ouvrage de Galien qui traite des sectes en médecine[2]. Il dit : « J'étais affligé, depuis plusieurs années, d'une violente céphalalgie qui avait pour cause une plénitude des vaisseaux sanguins de la tête. Je fis usage de la saignée, mais la douleur ne s'apaisa point; je la répétai à plusieurs reprises, et mon mal de tête persista toujours le même. Or je vis Galien en songe, qui m'ordonna de lui lire son Traité sur la méthode de guérir. J'en lus en sa présence sept livres, et quand je fus arrivé à la fin du septième, il dit : « J'avais oublié ton mal de tête. » Il me prescrivit d'appliquer des ventouses dans le derrière de la tête, sur l'occiput; puis je me réveillai, je suivis ce conseil, et je guéris sur l'heure de mon mal. »

Voici ce que raconte 'Abdalmalic, fils de Zohr, dans le Livre du secours (كتاب التيسير)[3] : « Ma vue

quelque remarques analogues à notre sujet dans la quarante-sixième séance de Harîry, texte et commentaire (éd. Silvestre de Sacy, p. 534).

[1] Ce personnage est né en Égypte, et il a exercé la médecine au Caire. Il a écrit quelques livres sur cette science, et a cessé de vivre dans l'année 453 ou 460 de l'hégire (1061 ou 1067-8 de J. C.). On peut lire sa biographie au chap. XIV du présent ouvrage (ms. 673, fol. 211 v. à 215 r.). (Cf. Wüstenfeld, ouvrage cité, p. 80-82; et Silv. de Sacy, *Traduction de la relation de l'Égypte par Abd-Allatif*, p. 103-104.)

[2] *Galeni De sectis, ad eos qui introducuntur* (édit. Chart. t. II, p. 286-299).

[3] C'est le célèbre Aven Zohar ou Aben Zohar, médecin arabe

s'était affaiblie par suite d'un vomissement critique excessif. Il me survint, en outre, un gonflement dans les pupilles des deux yeux tout à la fois, et cela préoccupait beaucoup mon esprit. Or je vis en songe une personne qui, pendant sa vie, avait pratiqué la médecine, et elle m'ordonna, dans mon rêve, de me servir du sirop de roses (شراب الورد) comme collyre. J'étais alors simplement étudiant; à vrai dire, j'avais déjà appris la médecine, mais je manquais encore d'expérience; c'est pour cela que j'informai mon père de ce que j'avais rêvé. Celui-ci médita quelque temps sur cet événement, puis il me dit : «Fais usage de ce qu'on t'a prescrit dans «ton sommeil.» J'agis ainsi, et je m'en trouvai bien. Ensuite, je n'ai pas cessé depuis lors, dans ma pratique, d'employer ce moyen comme remède pour donner de la force aux yeux, jusqu'au moment où j'écris le présent ouvrage.»

Il y a beaucoup d'exemples du genre de celui que nous venons de rapporter, au sujet des découvertes qui proviennent d'un songe véridique. En effet, il est arrivé souvent que des individus ont vu en songe

d'Espagne, mort à Séville l'an 557 de l'hégire (1162 de J. C.). Son père était médecin, de même que son fils; car il appartenait à cette fameuse famille d'Espagne, les Ibn Zohr, qui a fourni plusieurs personnages distingués à l'art médical, ainsi qu'à d'autres professions.

On peut lire la Notice d'Aven Zohar dans le chap. XIII d'Ibn Aby Ossaïbi'ah (ms. 673, fol. 197 v. à 198 v.). (Cf. Wüstenfeld, ouvrage cité, p. 90-91; Al-Makkary, *The history of the Mohammedan Dynasties of Spain, translated* by P. de Gayangos, t. I. Appendix A, p. III-VII.)

les propriétés de remèdes comme inspirées par ceux qui les leur ont ainsi fait connaître, et souvent aussi ces remèdes les ont guéris. Plus tard, le traitement par ces moyens fut bien connu, et il se propagea.

Troisième catégorie.

Quelques connaissances médicales sont parvenues aux hommes par suite du hasard et d'une découverte fortuite.

Il en est ainsi de la connaissance qui porta Andromaque II à introduire dans la thériaque la chair des vipères. Ce qui l'excita à procéder ainsi et détermina son esprit à effectuer cette composition, ce furent trois faits qui arrivèrent par hasard. Voici ses propres paroles[1] : «Quant au premier événe-

[1] Il est peut-être utile, pour l'intelligence des observations que j'aurai à présenter plus loin, que je consigne ici, en le résumant, ce que nous savons de plus important à l'égard des deux personnages, Andromaque de Crète, ou l'Ancien, et Andromaque le Jeune, nommé ici Andromaque II.

Le premier était natif de l'île de Crète, et il vécut à Rome dans le premier siècle de J. C. sous le règne de Néron. Il a laissé un recueil qui contient la description d'un grand nombre de médicaments composés, qu'il a inventés lui-même, pour la plupart, et dont Galien a ensuite parlé. La plus fameuse des compositions d'Andromaque est l'antidote qu'il appelle *galène*, γαλήνη, mot grec qui signifie «tranquillité, gaieté», et qu'on a nommé depuis *thériaque*. Ce n'est, pour ainsi dire, qu'une imitation de l'antidote de Mithridate, mais il contient de plus les vipères sèches, etc. Il en a donné la description dans un poëme grec dédié à Néron, et que Galien nous a conservé dans son livre des Antidotes et ailleurs. (*Galeni de Antid.* Lib. I, cap. VI, édit Chart. t. XIII, p. 875-877; *Galeni de Ther. ad Pis. Liber*, cap. VI et VII, éd. Chart. t. XIII, p. 937-940). Andromaque

ment, je vais dire en quoi il consiste : il y avait des cultivateurs qui labouraient la terre, pour la semaille, dans une de mes campagnes ou fermes, située dans le lieu nommé *Boûrtoûs* [1]. Deux parasanges de distance séparaient cet endroit du lieu où je demeurais; mais j'allais tous les matins, de bonne heure, vers ces laboureurs, pour voir ce qu'ils faisaient, et je m'en retournais quand ils quittaient l'ouvrage. Je leur apportais, avec moi, des vivres et de la boisson, chargés sur l'animal que montait l'esclave, afin qu'ils fussent contents et qu'ils travaillassent avec courage. Je continuais ainsi, lorsqu'un jour je leur apportai ce que j'avais l'habitude de leur donner, et je leur amenai donc une petite cruche verte remplie de vin. Le goulot en était luté et ne fut pas ouvert. Outre cela, je leur amenai aussi des aliments; et lorsque les laboureurs les eurent mangés, ils prirent la cruche et l'ouvrirent. Quand l'un d'eux y eut in-

fut premier médecin ou archiatre de Néron, et mourut à Rome l'an 65 de J. C.

Andromaque le Jeune, fils du précédent, était aussi médecin, et il fut nommé, à son tour, archiatre de Néron, après la mort de son père. Il paraît avoir écrit plusieurs livres de médecine, qui ne sont pas parvenus jusqu'à nous. Mais Galien parle beaucoup de médicaments qu'Andromaque le Jeune avait inventés et décrits. On peut voir, entre autres, les endroits suivants : *Galeni de Compos. med. sec. locos*, lib. III, cap. I, et lib. VI, cap. VI (édit. Chart. t. XIII, p. 398-401, et p. 499-500); *Galeni de Compos. med. sec. genera*, lib. IV, cap. V (édit Chart. t. XIII, p. 744-752).

[1] Je lis ainsi par conjecture. Serait-ce *Portus*? La leçon du manuscrit 674 est proprement بوربوس (*sic*); celle du ms. 673, نورنوس. Le ms. 756, et l'abrégé, ms. 873, donnent ce mot d'une façon embrouillée ou illisible.

troduit sa main, avec une tasse, pour puiser la boisson, il y trouva une vipère toute macérée, et, par conséquent, ils s'abstinrent de boire. Ils dirent : « Il « y a dans ce village un individu tourmenté par la « lèpre ou l'éléphantiasis, et qui souhaite la mort, à « cause de la violence de son mal ; nous lui ferons « boire de ce vin, afin qu'il meure ; et Dieu nous « en récompensera, puisque nous délivrerons de la « sorte cette créature de sa maladie. » Ils se dirigèrent vers cet homme avec des provisions de bouche, et l'abreuvèrent de ladite boisson, dans la certitude, de leur part, qu'il cesserait de vivre dans la journée. Aux approches de la nuit, son corps se gonfla énormément, et le malade resta ainsi jusqu'au lendemain matin. Alors sa peau extérieure, ou l'épiderme, tomba, et laissa à nu sa peau intérieure rouge, ou le derme. Ensuite celui-ci durcit, l'individu guérit et vécut un temps fort long, sans se plaindre d'aucune infirmité. Il périt enfin de la mort naturelle, qui est la destruction de la chaleur innée. Or ceci est une preuve que la chair des vipères est avantageuse dans les affections graves et les maladies chroniques du corps.

« Pour ce qui regarde le deuxième événement : mon frère Baroloûbïoûs (برلوبيوس)[1] était arpenteur, ou commis surveillant des fermes, par ordre du roi. Il s'y rendait, le plus souvent, dans les temps rigoureux et

[1] Je serais tenté de lire *Boûloûbioûs*, c'est-à-dire Polybe, ici encore par conjecture. Ou bien c'est peut-être Procope, suivant un des manuscrits, le n° 673, qui porte بركوبيوس.

mauvais, d'été comme d'hiver. Un jour il partit pour un village qui était à neuf parasanges de distance, et il mit pied à terre, pour se reposer, au pied d'un arbre. La saison était très-chaude, et il s'endormit. Une vipère passa près de lui, et le mordit dans la main, qu'il avait posée sur le sol par excès de fatigue. Il s'éveilla avec frayeur, il reconnut qu'il avait été atteint par une grande calamité, et n'eut pas même la force de se lever pour tuer la vipère. L'angoisse et la défaillance le prirent; puis il écrivit un testament où il consigna son nom, celui de sa famille, le lieu et la description de sa demeure. Il l'attacha sur l'arbre, afin que quand il serait mort, et qu'un individu passerait près de lui et verrait le papier, il le prît, le lût, et informât de l'événement sa parenté; après cela, il se résigna à périr. A peu de distance de lui il y avait de l'eau, dont un petit excédant se trouvait dans un creux, au pied de l'arbre auquel il avait attaché le billet. Il avait une grande soif et il but beaucoup de cette eau. A peine fut-elle entrée dans son intérieur, que sa douleur s'apaisa, ainsi que tout ce qu'il avait éprouvé par suite de la morsure de la vipère. Il guérit donc et resta tout stupéfait, car il ne savait point ce que contenait cette eau. Or il coupa un bâton, ou une branche de l'arbre, et commença à rechercher avec cela ce qu'il y avait au fond de l'eau, puisqu'il lui répugnait de la remuer avec sa main, par crainte qu'il n'y eût encore là quelque chose qui pût lui faire du mal. Il y trouva deux vipères, qui s'étaient sans doute battues entre elles, et qui étaient tombées ensemble dans l'eau, où elles avaient macéré.

« Mon frère arriva à notre maison sain et sauf; il continua dans cet excellent état de santé tout le temps qu'il vécut; il laissa l'emploi qu'il avait, et se borna à s'attacher à moi avec assiduité. Ce que nous venons de raconter est une nouvelle preuve que la chair des vipères est utile contre la morsure des mêmes vipères, des serpents, des animaux féroces et rapaces.

« Voici ce qui concerne le troisième événement: le roi Bïoûloûs (بيولوس)[1] possédait un page mauvais, médisant, vil, et offrant, en un mot, la réunion de tous les vices, de toutes les calamités; mais il le

[1] Il m'est impossible de deviner au juste quel prince on entend désigner par ce nom, ou par sa variante. *Boûloûs* (بولوس), que fournit le manuscrit 673. C'est peut-être Julius, ou Vitellius, ou même Ptolémée. Tout ce que je puis dire, c'est que, bien souvent, les Arabes font preuve d'une très-grande ignorance en ce qui regarde l'histoire ancienne; et je suppose que ce sont eux qui ont, pour le moins, brodé sur les détails donnés par Andromaque, si tant est que ceux-ci soient authentiques, et non tout à fait apocryphes.

Je vais transcrire ici, surtout comme exemple des bévues historiques et chronologiques des écrivains arabes, précisément l'article qui concerne Andromaque (sans doute l'Ancien), tel que je le lis dans le كتاب تواريخ الحكماء, manuscrit de la Bibliothèque impériale. On remarquera, 1° que l'auteur fait vivre Andromaque du temps d'Alexandre; et 2° qu'il le dit premier médecin dans l'*Ordon* (mot qui désigne le fleuve Jourdain, et peut-être le district ou pays du Jourdain, dans la Palestine et la Syrie). Il est évident que ces assertions sont l'une et l'autre également fausses. Voici la citation :

اندروماخس حكيم فيلسوف فى زمن الاسكندر ولم تكن له

tenait en grande considération et l'aimait beaucoup, précisément à cause de ses vices. Ce page avait offensé un grand nombre de gens, de sorte que les ministres, les gouverneurs et les princes s'entendirent pour provoquer sa ruine. Ils ne purent y réussir, à cause de l'estime que le roi avait pour lui. L'un d'eux imagina une ruse et dit aux autres : « Allez broyer le « poids de deux drachmes d'opium, et faites-les lui « prendre dans ses aliments ou dans sa boisson. Il « arrive assez souvent que des personnes périssent « d'une mort subite : lorsque celui-ci sera mort, « vous l'apporterez en présence du roi, et son corps « sera exempt de toute blessure, de toute lésion ap- « parente. » Or plusieurs de ses ennemis invitèrent ce page dans un jardin; et comme ils ne réussirent point à lui faire avaler le poison dans la nourriture, ils le mirent dans la boisson. Au bout d'un court espace de temps, il mourut (en apparence). Alors les auteurs du crime dirent : « Laissons le « mort dans une chambre, scellons-en la porte, et « mettons-y, pour la garder, les artisans, pendant que

شهرة غيرة (*) وقد اخذ عنه شىء من هذا النوع وله مقالات مذكورة فى مدارس هذا العلم وكان رئيس الاطبّاء بالاردن وهو الذى وقف على معجون المتروديطس فزاد فيه ونقص منه فكان ممّا زاد فيه لحوم الافاعى فنفع من لسع الافاعى زيادة على منافعه المستقرّة (Suppl. arabe, n° 672, p. 62.)

* Telle est la leçon exacte du manuscrit. Mais je ne doute pas qu'il ne manque ici une ou plusieurs lignes.

« nous irons trouver le monarque et que nous l'instruirons que le jeune homme est mort à l'improviste, afin qu'il envoie, pour l'examiner, ses gens de « confiance. » Lorsqu'ils furent tous partis chez le souverain, les artisans virent une vipère sortir d'entre les arbres et pénétrer dans la chambre où était le page. Ils ne purent pas entrer derrière le reptile et le tuer, puisque la porte était condamnée. Après quelque temps, le page se mit à crier : « Pourquoi « avez-vous fermé la porte sur moi ? Aidez-moi, car « une vipère m'a mordu. » Il poussa la porte de l'intérieur, les gardiens du jardin réunirent leurs efforts aux siens de l'extérieur, de façon qu'ils la brisèrent. Le page sortit et n'avait aucun mal. Ceci est encore une preuve que la chair des vipères est avantageuse contre les boissons vénéneuses et mortelles. »

Voilà tout ce qu'a raconté Andromaque. Le fait suivant offre aussi l'exemple d'une chose, découverte par hasard et à la suite d'un événement fortuit : un malade, dans la ville de Bassora, était devenu hydropique, et les membres de sa famille désespéraient de le sauver. Ils avaient fait usage, pour le traiter, d'un grand nombre de moyens médicaux, mais ils ne nourrissaient plus aucune espérance à son égard, et ils dirent : « Il n'y a pas possibilité de le guérir. » Le malade entendit cela de la bouche de ses proches, et il leur dit : « Laissez-moi donc maintenant me « procurer la jouissance des biens de ce monde et « manger tout ce que je voudrai ; or, ne me tuez pas « par la diète. » Ils lui répondirent : « Mange ce que

« tu voudras. » Le malade s'asseyait, en effet, à la porte de sa maison, il achetait et mangeait de tout ce qui passait devant lui. Il vit un jour un individu qui vendait des sauterelles cuites, et il en acheta une grande quantité. Quand il les eut mangées, il fut atteint d'une diarrhée séreuse, qui dura trois jours et qui faillit le perdre, tant elle était considérable. Mais lorsque le flux du ventre s'arrêta, tout le mal dont il souffrait dans son intérieur disparut, sa force se rétablit, il guérit et put sortir pour s'occuper de ses affaires. Un médecin le vit et fut surpris de cet événement. Il le questionna à ce sujet, et l'individu guéri lui fit part des détails concernant son rétablissement. Le médecin dit alors : « Les sauterelles n'ont « pas, de leur nature, la propriété de produire l'effet « dont tu parles; or, indique-moi le marchand qui « te les a vendues. » Quand il le lui eut fait connaître, le médecin demanda à ce marchand où il chassait ses sauterelles, et se dirigea avec lui vers le lieu qu'il désigna. Il vit qu'elles se trouvaient sur un sol dont la principale plante était le *mezereum*[1]. Celui-ci est justement un remède employé contre l'hydropisie; lorsqu'on en administre à un malade le poids d'une seule drachme, il en résulte une purgation prompte et tellement abondante, qu'on est impuissant pour l'arrêter; de sorte que le traitement par ce moyen est dangereux, et, pour cette raison,

[1] C'est le *daphne mezereum*, arbrisseau de la famille des thymélées. Il est connu vulgairement sous les noms de « bois gentil » et de « lauréole femelle ».

les médecins osent rarement le prescrire. Les sauterelles s'étant donc abattues sur cette plante, qui a été ainsi digérée dans leur intérieur, puis celles-ci ayant été cuites, l'action du végétal en a été affaiblie, et les sauterelles ont pu être mangées et procurer ladite guérison au moyen de cette plante.

Voici un autre cas de guérison arrivée par une voie fortuite et par hasard : Apollon, qui a donné le jour à Esculape, avait une tumeur inflammatoire dans un bras, qui le faisait cruellement souffrir. Or, étant réduit à la dernière extrémité par suite de ce mal, il désira vivement de se rendre au bord d'un fleuve, où ses esclaves le transportèrent par son ordre. Il y avait là la plante nommée *sempervivum*[1], sur laquelle il plaça son bras pour le rafraîchir. Cela diminua sa douleur, et il continua un temps assez long à rester dans cette position. Le lendemain matin, il fit comme la veille, et il guérit complétement. Quand les gens s'aperçurent de la promptitude de sa guérison, ils reconnurent que la cause en était dans le moyen susindiqué. L'on dit même que c'est le premier médicament qui ait été découvert.

Il existe beaucoup d'autres exemples du genre de ceux que nous avons mentionnés.

Quatrième catégorie.

Quelques connaissances médicales sont parvenues aux hommes par suite de ce qu'ils ont observé chez

[1] Cela désigne communément le genre orpin (*sedum*), groupe de

les animaux. Ils se sont ainsi conformés aux actes de ceux-ci et les ont imités.

Rhazes raconte, dans son ouvrage sur les propriétés des choses (كتاب الخواص)[1], que l'hirondelle, quand elle voit ses petits atteints de la jaunisse, part et apporte ce qu'on appelle la *pierre de l'ictère*. C'est une petite pierre blanche, que l'hirondelle seule connaît, et qu'elle place dans son nid, de sorte que ses petits guérissent. Quand l'homme veut se procurer cette pierre, il enduit de safran les petits de l'hirondelle. Celle-ci pense alors qu'ils sont pris de la jaunisse, vole à la recherche de la pierre et l'apporte. On la prend ensuite, on la suspend sur la personne atteinte d'ictère, et cette pierre la soulage.

Un fait analogue est fourni par les aigles, quand la femelle se trouve gênée par ses œufs, dont la sortie est difficile; ce qui la fait tellement souffrir que quelquefois elle court danger de mort. Lorsque le mâle s'en aperçoit, il s'envole et rapporte ensuite une pierre nommée *kilkil* (mot qui signifie « son, bruit »), car, étant agitée, elle fait entendre un certain bruit dans son intérieur. Pourtant, si on la brise, on n'y trouve absolument rien. Tous ses fragments, étant agités, font aussi entendre un bruissement comme

végétaux succulents de la famille des joubarbes ou des crassulacées. Quelques espèces sont en effet employées comme émollientes.

[1] Ibn Aby Ossaïbi'ah parle de ce célèbre médecin, ainsi que de ses nombreux ouvrages, au chapitre XI de son livre, où il traite des médecins de la Perse (ms. 673, fol. 158 r. à 164 v.). (Cf. Wüstenfeld, ouvrage cité, p. 40 à 49.)

fait la pierre dans son intégrité. Celle-ci est plus généralement connue sous le nom de *pierre de l'aigle.* Le mâle la dépose donc dans le nid, ce qui facilite la sortie des œufs de sa femelle. Les hommes font usage de la même pierre, dans les cas d'enfantement difficile, d'après l'exemple tiré des aigles.

Quand les yeux des serpents sont devenus obscurs par suite de leur demeure, pendant l'hiver, dans les ténèbres de l'intérieur de la terre, et qu'ils sortent de leurs cachettes au temps où il commence à faire chaud, ils recherchent la plante du fenouil. Ils passent à plusieurs reprises leurs yeux sur ce végétal, ce qui remédie à leur infirmité. Lorsque les hommes eurent été témoins de ce fait et qu'ils eurent expérimenté à ce sujet, ils trouvèrent qu'une des propriétés du fenouil c'est de faire disparaître la faiblesse de la vue, si on se sert de son eau distillée, en collyre.

Galien mentionne, dans son ouvrage sur les clystères[1], et d'après Hérodote, que c'est un oiseau nommé *anîk*[2] qui, le premier, a montré aux hommes la connaissance des lavements. Il prétend que cet oiseau mange beaucoup, et ne manque jamais d'avaler toutes les viandes qu'il peut se procurer. Son ventre se constipe, par suite du mélange et de l'abondance des humeurs dépravées. Quand cet état lui devient insupportable, il se dirige vers la mer, prend de l'eau avec son bec, qu'il introduit après cela

[1] *Galeni de clysteribus Libellus* (édit. Chart. t. XIII, p. 1013).

[2] C'est probablement la même chose qu'*anoûk.* Il s'agit ici de l'ibis, oiseau de l'Égypte, qui a quelque rapport avec la cigogne.

dans son fondement, et, par le moyen de l'eau de la mer, les humeurs emprisonnées dans son corps sortent. Ensuite cet animal retourne à son mode habituel de nourriture.

Cinquième catégorie.

Quelques connaissances médicales sont arrivées aux hommes par la voie de l'inspiration ou de l'instinct, comme cela a lieu pour beaucoup d'animaux.

On dit que lorsque le faucon souffre dans le ventre, il se dirige vers un oiseau qu'il connaît bien et que les Grecs appellent *dryops* (دريفوس)[1]. Il le chasse, mange de son foie, et sa douleur s'apaise à l'instant.

Nous voyons les chats manger du foin ou des herbes, à l'époque du printemps; s'ils en manquent, ils se tournent alors vers les feuilles sèches de certains arbres dont on fait les balais, et ils en avalent. On sait pourtant que ce n'est point là la nourriture habituelle de ces animaux; mais l'instinct les invite à agir ainsi, Dieu ayant constitué cette action comme

[1] Je lis ainsi par conjecture et parce que je ne connais point de nom d'oiseau, en grec, qui approche le plus de la leçon arabe, que celui de *δρύοψ, οπος*. Il est mentionné da la comédie des Oiseaux, d'Aristophane, dans le vers suivant, qui est le 305e:

Πορφυρὶς, κερχνὴς, κολυμβὶς, ἀμπελὶς, φήνη, δρύοψ.

(*Aristophanis comœdiæ undecim*, etc. édit. de Leyde, 1760, t. II, p. 706).

Le *dryops* désigne le *picus* ou pivert.

Je dois ajouter que la leçon du ms. 673 est بريفوس et celle du ms. 756 دريقوس.

une cause de la santé de leurs corps. En effet, après avoir mangé de ce qu'on vient de dire, les chats vomissent des humeurs de différentes sortes qui s'étaient amassées dans leur intérieur. Ils continuent à faire usage de ces herbes jusqu'à ce qu'ils s'aperçoivent qu'ils se trouvent dans leur état habituel de santé, et alors ils cessent.

Quand les mêmes chats reçoivent quelque lésion d'un des animaux nuisibles et venimeux, ou bien quand ils ont mangé, par hasard, quelque chose provenant de ces derniers, ils recherchent les lampes et les endroits où l'on garde l'huile. Ils avalent de celle-ci, et alors les symptômes qu'ils ressentaient s'apaisent.

On assure que les bêtes de somme, quand elles broutent pendant le printemps du laurier-rose, en deviennent malades. Elles accourent alors tout de suite vers une herbe qui est l'antidote de cette plante, elles la paissent et, par ce moyen, elles guérissent.

L'événement suivant, arrivé depuis peu, confirme ce que nous venons de dire : Behâ eddîn, fils de Nakkâdhah, le secrétaire, raconte que, lorsqu'il voyageait dans la direction de Carac[1], il passa par Zhalîl, station où il y a du laurier-rose en abondance. Il mit pied à terre, ainsi que plusieurs autres individus, dans un endroit de cette station, et tout près d'eux se trouvait ladite plante. Les esclaves attachèrent

[1] La ville et le château de Carac sont situés dans la Syrie, sur la limite de celle-ci et du Hidjâz. (Cf. Abou'lféda, *Géographie*, texte arabe, p. 246.)

dans ce lieu les bêtes de somme de ces individus; or elles broutèrent les herbes qu'elles purent atteindre et mangèrent du laurier-rose. Quant à ses bêtes de somme, à lui, ses esclaves les négligèrent, de sorte qu'elles errèrent à volonté et allèrent paître dans des endroits différents, tandis que les autres restèrent à leur place et ne purent pas la quitter. Le lendemain matin, on trouva les animaux de Behâ eddîn bien portants, mais ceux des autres voyageurs furent trouvés tous morts, sans exception, dans le lieu où ils étaient attachés.

Dioscoride raconte, dans son ouvrage, que les chèvres sauvages dans l'île de Crète, quand elles sont atteintes par des flèches, et que celles-ci restent dans leur corps, s'empressent de paître la plante nommée *almechcather amchîr*[1], qui est une sorte de

[1] Ce nom bizarre se lit beaucoup de fois, dans Avicenne, écrit de différentes manières. On trouve, en effet, tantôt مشكطر امشير, tantôt مشكطر امشيغ, ou bien مشك طراماشيغ, etc. Cela désigne, le plus souvent, le dictame et quelquefois aussi une espèce de pouliot. Ce sont, l'un et l'autre, des végétaux aromatiques et stimulants qu'on a parfois, et à tort, confondus ensemble. On a même nommé le dictame «pouliot des bois,» *silvestre pulegium;* mais, le véritable pouliot est une espèce de menthe, et le dictame constitue plusieurs variétés, dont une est la fraxinelle.

On pourra voir, à ce sujet, les passages que je vais indiquer du texte arabe d'Avicenne, publié à Rome en 1593. Dans le tome I, p. 207, l. 32 et suiv. l'auteur dit quelques mots sur la description du مشكطر امشير; il en indique deux espèces ou variétés, dont l'une est appelée *le vrai* et l'autre *le faux,* à l'exemple de Dioscoride, pour le dictame. La première paraît se rapporter au dictame de Crète (*Origanum dictamnus*), et la seconde à quelque espèce de marrube ou à la fraxinelle. Au tome II, p. 89, l. 28, Avicenne parle

pouliot (ou mieux, le dictame). Les flèches tombent et ces animaux ne ressentent plus aucun mal [1].

Le kâdhi Nadjm eddîn 'Omar, fils de Mohammed, fils d'Alcoraïdy, m'a rapporté ce qui suit : que la cigogne fait son nid au sommet des coupoles et des lieux élevés; qu'elle a un ennemi, parmi les oiseaux, qui la poursuit toujours, et qui se dirige vers son nid pour en casser les œufs. Le kâdhi ajoute : « Mais il y a quelque part une herbe dont la propriété est que l'ennemi de la cigogne devient aveugle dès qu'il en respire l'odeur. La cigogne l'apporte dans son nid et la place sous ses œufs, de façon que l'oiseau ennemi ne peut alors rien entreprendre contre ces derniers [2]. »

L'auteur appelé *Aouhad Azzémân* [3], c'est-à-dire

de nouveau de cette plante, à l'article du traitement des brûlures. Il y revient, p. 179, l. 7 et 24, à l'occasion de la thériaque, et ailleurs.

[1] On lit, en effet, dans Dioscoride, à l'article du dictame, les paroles suivantes : « Produnt in Creta capras, sagittis percussas, hujus herbæ pastu, eas excutere. » (*P. Dioscoridæ Pharmacorum simplicium reique medicæ Libri VIII*, etc. Io. Ruellio interprete, etc. 1529. lib. III, cap. XXXV, fol. 164, B.)

[2] Les lignes qui suivent, que j'ai extraites d'Ælien, avancent une chose qui a beaucoup d'analogie avec le fait dont parle notre auteur. Voici le passage : « Ciconiæ ovis suis perniciem molientes vespertiliones sapientissime vindicant. Quum hæ itaque solo suo « contactu ova ipsa sterilia efficiant, hoc remedio utuntur ciconiæ : « platanis folia in nidos suos inferunt, ad quæ accedentes vesperti- « liones, torpore comprehensæ, perniciem afferre non queunt. » (*Claudii Æliani De animalium natura Libri XVII.* Petro Gillio Gallo et Conrado Gesnero Helvetio interpretibus, etc. lib. I, cap. XXXVII.)

[3] Il était natif de Bassora, et attaché, comme médecin, au calife Mostandjid billâh, qui régna tranquillement pendant les années

« l'Unique de l'époque », raconte dans son ouvrage, intitulé : *Celui qui médite* (المعتبر), que le hérisson a dans sa cachette des portes qu'il ferme et qu'il ouvre, suivant le souffle des vents qui lui sont nuisibles ou favorables.

Il raconte aussi qu'une personne a vu l'outarde combattre contre la vipère, s'enfuir de celle-ci pour aller vers une plante légumineuse dont elle mangea, puis retourner au combat. Que ladite personne ayant été témoin de ce fait, courut vers cette plante et la coupa, pendant que l'outarde était occupée à combattre la vipère. Quand la première revint vers le lieu où avait poussé cette herbe et qu'elle ne la trouva plus, elle se mit à tourner autour de la place sans pouvoir découvrir ce qu'elle cherchait. Elle tomba morte bientôt; et il fut évident qu'elle se guérissait, par le moyen de cette plante, des blessures qu'elle recevait de son adversaire.

Le même auteur mentionne que la belette, quand elle se bat contre le serpent, s'aide en mangeant de la rue; que les chiens, lorsqu'ils ont des vers dans les entrailles, avalent de la lavande, ce qui les fait vomir et les purge; que la cigogne, étant blessée, soigne sa plaie au moyen de l'origan des montagnes

555 à 566 de l'hégire (1160 à 1170 de J. C.). Il a écrit plusieurs ouvrages, tant de médecine que de philosophie. Ibn Aby Ossaïbi'ah donne sa notice et mentionne ses œuvres au chapitre x, où il traite des médecins de l'Irâk, etc. (Ms. 673, fol. 147 r. à 148 r.) (Cf. Wüstenfeld, ouvrage cité, p. 98-99, et Reiske, *Abulf. Ann. musl.* t. III, p. 599 et 601.)

(une espèce de pouliot); enfin, que le bœuf sait faire la distinction des herbes qui se ressemblent quant à leur extérieur, qu'il reconnaît celles qui lui conviennent et les paît, et celles qui lui seraient nuisibles, et il les laisse. Cela, malgré son insatiable appétit, sa gourmandise et la stupidité de sa cervelle.

Il y a un grand nombre d'exemples de la nature des faits qu'on vient de lire. Ainsi donc, puisque les animaux, qui sont privés de la raison, ont reçu par inspiration ou instinct la connaissance des choses qui leur conviennent et leur sont utiles, l'homme aussi doit l'avoir reçue, et, à plus forte raison; l'homme qui est intelligent, éclairé, libre dans ses actions, et la plus noble des créatures. Ceci est l'argument le plus considérable en faveur de ceux qui soutiennent que la médecine n'est qu'une inspiration et une direction de Dieu (qu'il soit loué!), au profit des hommes.

En somme, la plupart des connaissances médicales sont sans doute parvenues aux hommes au moyen de l'inspiration divine, et aussi au moyen de l'expérience, du hasard et des événements fortuits; puis ces notions se sont multipliées parmi eux, aidées surtout en cela par le raisonnement établi sur les faits observés, et auquel ils furent amenés par leurs propres qualités naturelles. Ainsi, ils acquirent la connaissance de choses nombreuses, assemblage de toutes les notions partielles provenant desdites voies différentes et opposées. Plus tard, les hommes méditèrent sur ces matières, ils déduisirent leurs causes et leurs analogies, et par là ils furent en possession des règles générales et des principes de la science. Tel fut, en effet, le commencement de l'étude et de l'enseignement, lesquels finissaient aux notions générales acquises jusqu'alors; car, quand la science est bien établie, l'enseignement a lieu depuis les faits généraux jusqu'aux faits particuliers, tandis que, dans son origine, il remonte, au contraire, de ceux-ci à ceux-là. (Il est donc synthétique au lieu d'être analytique.)

J'ajouterai ici, comme je l'ai déjà indiqué auparavant, qu'il n'est pas nécessaire de supposer que le commencement de la médecine ait été particulièrement dans un lieu à l'exclusion d'un autre, ni qu'un peuple ait été seul en ceci et en dehors de tous les autres. Il ne peut exister, à ce sujet, qu'une différence du plus au moins, et une variété dans les divers modes de traitement; car il est hors de doute que chaque peuple s'est mis d'accord à l'égard d'un certain nombre de médicaments qu'il a employés, et au moyen desquels il a traité les maladies.

Je suis d'avis que le motif par suite duquel les opinions diffèrent touchant l'attribution de la médecine à tel ou tel peuple, vient seulement de ce que la science s'est montrée *de nouveau* chez une nation que l'on a ainsi regardée comme celle qui l'a fondée. En effet, il se peut que l'art médical ait existé d'abord chez un peuple ou dans un coin particulier du globe, et que ce peuple ait été effacé du monde et perdu, par des causes célestes et terrestres. Telles sont, par exemple, les pestilences qui ravagent, les famines qui font émigrer, les guerres qui détruisent, les rois qui triomphent, et les manières de vivre défavorables. Quand la médecine eut été anéantie chez une nation, puis qu'elle eut surgi chez une autre, et qu'il s'écoula depuis lors un temps fort long, on oublia ce qui avait précédé, et l'on regarda la seconde nation comme l'inventrice de cette science, exclusivement à la première. L'on a alors raisonné sur le commencement de l'art médical, uniquement par rapport à celle-là, et l'on a dit : « Depuis qu'il s'est montré ainsi, etc. » Mais on veut dire, en réalité : « Depuis que l'art médical s'est montré chez ce peuple, en particulier. »

Cette confusion se retrouve, même dans ce qui n'est pas d'un temps très-éloigné. En effet, il est notoire, ainsi que Galien et d'autres l'ont déjà raconté, qu'Hippocrate, ayant vu l'art médical près de sa perte, et ses traces presque effacées chez la famille d'Esculape [1], dont il faisait partie lui aussi, il sauva la médecine par cela même qu'il la fit connaître; il la divulga aux étrangers, la fortifia, lui donna une nouvelle vie, et la répandit au moyen des livres où il la consigna. C'est pour cela que beaucoup de gens disent qu'Hippocrate est le premier qui ait fondé l'art médical et qui l'ait exposé dans un ensemble

[1] L'auteur veut ici parler des Asclépiades, gens que l'on désignait ainsi comme descendants d'Esculape, dont le nom grec est Ἀσκληπιός, Asclépios.

d'ouvrages. Mais, il est certain seulement qu'Hippocrate est le premier membre de la famille d'Esculape qui ait réuni dans des livres les connaissances médicales, afin qu'ils servissent à l'enseignement de tout individu, sans exception, capable d'apprendre la médecine. Ce sont ses ouvrages qu'ont pris pour guide les médecins qui sont venus après lui, et jusqu'au temps présent. Mais Esculape l'Ancien est le premier qui ait raisonné au sujet de la médecine; comme nous le dirons bientôt, avec la permission de l'Être suprême.

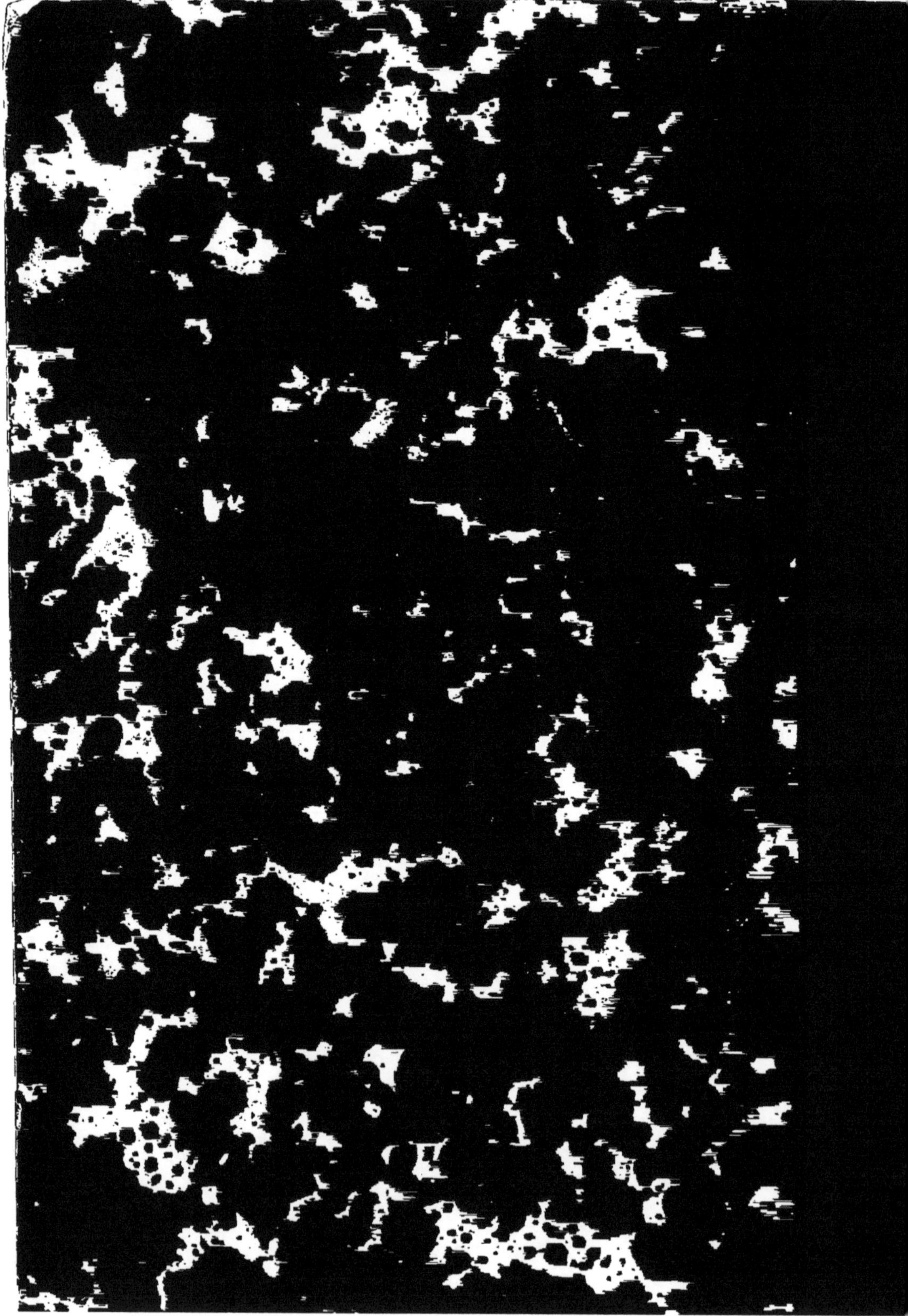

www.ingramcontent.com/pod-product-compliance
Ingram Content Group UK Ltd.
Pitfield, Milton Keynes, MK11 3LW, UK
UKHW020342250726
13967UKWH00005B/2085